Trennkost aus ärztlicher Sicht

Dr. med. Thomas M. Heintze/Monika Fögeling

TRENNKOST
AUS ÄRZTLICHER SICHT

FALKEN
TaschenBuch

Im FALKEN Verlag sind zahlreiche Titel zum Thema „Trennkost“ erschienen. Bitte fragen Sie in Ihrer Buchhandlung.

Dieses Buch wurde auf chlorfrei gebleichtem und säurefreiem Papier gedruckt.

Die Deutsche Bibliothek – CIP-Einheitsaufnahme

Heintze, Thomas:
Trennkost aus ärztlicher Sicht / Thomas M. Heintze ; Monika Fögeling. –
Niedernhausen/Ts. : FALKEN TaschenBuch, 1996
ISBN 3-635-60259-0
NE: Fögeling, Monika:

Originalausgabe
ISBN 3 635 60259 0

Umschlaggestaltung: Zembsch' Werkstatt, München
Layout: Petra Schwarzmann, Wiesbaden
Redaktion: Christiane Rückel
Herstellung: Beate Müller-Behrens
Titelbild: Bavaria, München/TLC
Fotos: FALKEN Archiv/TLC Seite 8
Satz: DM-SERVICE Mahncke & Pollmeier oHG, Rodgau
Druck: Konkordia Druck GmbH, Bühl/Baden

Die Ratschläge in diesem Buch sind von den Autoren und vom Verlag sorgfältig erwogen und geprüft, dennoch kann eine Garantie nicht übernommen werden. Eine Haftung der Autoren bzw. des Verlags und seiner Beauftragten für Personen-, Sach- und Vermögensschäden ist ausgeschlossen.

817 2635 4453 6271

Inhalt

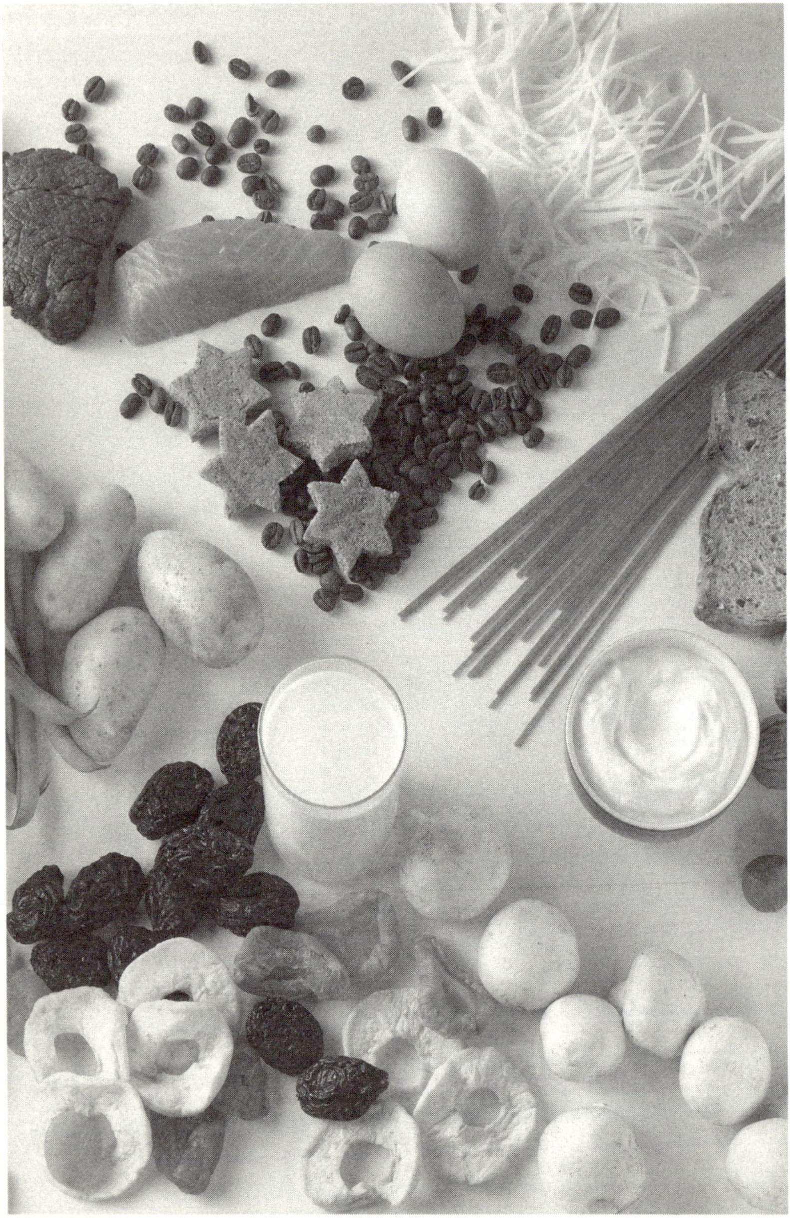

Vorwort

Richtige Ernährung sorgt für allgemeines Wohlbefinden

In Deutschland verursachen ernährungsbedingte Krankheiten jährlich direkte und indirekte Kosten von fast 80 Milliarden Mark.

Die Gründe für die Entstehung der Erkrankungen sind recht vielfältig – oft sind wir Menschen es selbst, die die Schuld tragen. Nehmen wir zum Beispiel die Ernährung: Jahrtausendelang mußten sich die Menschen ihre Nahrung hart erarbeiten. Dadurch hatten sie zum „täglichen Brot" einen sehr direkten und natürlichen Bezug. Außerdem waren die Lebensmittel früher naturbelassen und nicht industriell bearbeitet. Heute haben wir in unserer Wohlstandsgesellschaft ein Nahrungsmittelangebot, wie es selbst in den Königshäusern früher nicht vorhanden war. Im Supermarkt können wir uns, völlig unabhängig von den Jahreszeiten, Nahrungsmittel aus aller Welt kaufen: Krabben aus Grönland, Lachse aus Norwegen, Kiwis aus Neuseeland, Bananen aus Guatemala, Kokosnüsse von der Elfenbeinküste, um nur einige zu nennen. Wir brauchen uns um die Beschaffung unserer Nahrung keine Sorgen mehr zu machen, wie es früher häufig der Fall war. Das paradiesische Lebensmittelangebot hat jedoch dazu geführt, daß wir uns häufig krank essen: Wir essen zu viel, zu schnell sowie falsch kombiniert und verzehren zu große Mengen an Eiweiß, Fett, Salz und Zucker. Hinzu kommt häufig noch ein Mangel an Vitaminen, Ballaststoffen, Spurenelementen, Mineralstoffen und Vitalstoffen, denn unsere Nahrung hat im Vergleich zu früher durch die industrielle Bearbeitung an Wert verloren.

Täglich kommen Menschen zu mir in die Klinik, die durch falsche Ernährung krank geworden sind. Bei sehr vielen von ihnen kann sich eine naturgemäße, gesunde Ernährung, wie die Haysche Trennkost, segensreich auswirken, indem sie den Gesundheitszustand verbessert.

Sie wollen gesund sein, fit, schlank, gut gelaunt und klar im Kopf, sich einfach rundum wohl fühlen? Dann erfahren Sie in diesem Buch die Tricks, wie Sie durch Trennkost etwas für Körper, Geist und Seele tun können. Allgemeinverständlich wird Ihnen der theoretisch-medizinische Hintergrund erklärt, und Sie verstehen, wie und warum Trennkost funktioniert. An Hand konkreter Beispiele können Sie dann selbst nach dem Trennkostprinzip essen und leben – zu Hause, im Restaurant, im Urlaub. Außerdem erfahren Sie, bei welchen Krankheiten Trennkost die Gesundung positiv beeinflussen kann. Ich wünsche Ihnen von Herzen, daß Sie, nachdem Sie dieses Buch gelesen haben, selbständig und souverän etwas für Ihre Gesundheit tun können.

Was uns heute gesundheitlich belastet

Sind wir dabei, den Ast abzusägen, auf dem wir sitzen? Das Wasser, das wir trinken, ist häufig durch giftige Industrie- und Haushaltsabwässer verseucht. Die Häuser, in denen wir wohnen, können zu krankmachenden Aufenthaltsorten werden, wenn schadstoffhaltige Baustoffe verwendet wurden. Die Luft, die wir atmen, ist vergiftet durch Industrie- und Autoabgase sowie durch rauchende Mitmenschen. Die Nahrung, die wir essen, ist oft industriell bearbeitet; sie enthält nicht selten Giftstoffe aus Kunstdüngern und Pestiziden, oder sie kann radioaktiv bestrahlt sein. Sie sehen, unsere Existenz ist mit lebensgefährlichen Risiken verbunden.

Wie niemals zuvor in der Geschichte sind wir Menschen durch Chemie und Technik so vielen Fremd- und Schadstoffen ausgesetzt. Die Gifte aus Boden, Wasser, Luft und Nahrung nehmen wir täglich auf. Im Lauf der

Zeit können sie sich im Körper anreichern und dadurch viele Lebensfunktionen beeinträchtigen und sogar blockieren, beispielsweise den Stoffwechsel und das Immunsystem. Zwar werden im Körper ständig Zellen repariert, abgebaut und neu aufgebaut, doch unsere Entgiftungs- und Ausgleichsmechanismen sind bei diesen riesigen Fremdstoff- und Giftmengen oft überfordert. Es ist erstaunlich, daß der Organismus häufig trotzdem noch so lange ohne wesentliche Störungen funktioniert. Würde man einen Computer dauernd dermaßen falsch füttern, würde er nur noch „Error“ (Irrtum) melden und einfach nicht mehr arbeiten.

Neben mehr als 2500 amtlich zugelassenen Nahrungsmittelzusatzstoffen wirken auch Zusatzstoffe aus Kosmetika und Körperhygieneartikeln sowie täglich neu hinzukommende synthetische Substanzen negativ auf unseren Organismus. Jeder einzelne – auch Sie – belastet seinen Körper zusätzlich, zum Beispiel durch Genußgifte, wie Nikotin und Alkohol, sowie durch Arzneimittel und ungesunde Nahrungsmittel. Zu letzteren gehört insbesondere auch ein Zuviel an Süßigkeiten, Fett und Fleisch. Hier kann jeder selbst etwas ändern, denn Sie allein entscheiden täglich, wann, was, wieviel und wie Sie essen.

Schon die alten Ägypter sagten vor rund 3000 Jahren sinngemäß, von einem Drittel dessen, was der Mensch esse, lebe er, von den restlichen zwei Dritteln lebten die Ärzte. Das sollte uns nachdenklich machen, denn um wieviel mehr gilt diese weise Einsicht heute. Jeder einzelne, auch Sie, kann die Selbstheilungskräfte seines Körpers pflegen und aktivieren sowie die Belastungen von außen entscheidend verringern. Es sollte nicht nur das Auto regelmäßig zur Inspektion, auch für das einwandfreie Funktionieren unseres Organismus können wir eine Menge tun. Einen erfolgreichen Weg dazu zeigt dieses Buch.

Dr. med. Thomas M. Heintze

Dr. Howard Hay, der „Erfinder" der Trennkost

Wer war Dr. Hay?

William Howard Hay wurde 1866 in Pennsylvania, USA, geboren. Am 26. März 1891 legte er an der Universität von New York sein medizinisches Staatsexamen ab. Im Laufe der nächsten 16 Jahre praktizierte er als Allgemeinmediziner und Chirurg. Zu seiner persönlichen Fortbildung las er in dieser Zeit nicht nur die Werke der von Universitätsprofessoren vorgeschriebenen Autoren, sondern auch die Bücher anderer Autoren. Er stellte fest, daß unter den verschiedenen Fachleuten oft wenig Übereinstimmung herrschte, nicht einmal in den Punkten, die damals in der Wissenschaft als gesichert galten.

Wenn nun aber schon die Medizin sich ihrer selbst nicht sicher war, wie sollte sich dann ein Laie bei den Ärzten sicher fühlen können? Der Laie ging ja üblicherweise vertrauensvoll zum Arzt und hielt fast alles, was dieser ihm sagte, für gut und richtig – bis das „große Erwachen" kam.

Wenn jedoch die Ärzte in ihren Meinungen selbst nicht übereinstimmten, mußte dann nicht das ganze Verständnis von Krankheit in Frage gestellt werden? Hay kannte zum Beispiel einen Arzt, der Rheumaspezialist war; jedoch sowohl dieser selbst als auch seine Frau litten an Rheuma. Und auch ein anderer Mediziner, Spezialist für Verdauungsstörungen, war mitsamt seiner ganzen Familie Opfer verschiedenster Verdauungsprobleme. Trotz des Wissens um ihre Krankheiten und mögliche Heilungsmethoden konnten sich diese Ärzte nicht selbst helfen.

Im Alter von 41 Jahren hatte Dr. Hay einen schweren gesundheitlichen Zusammenbruch. Er litt an der Brightschen Nierenerkrankung mit Bluthochdruck und schließlich Herzerweiterung. Selbst er als Arzt, der ja beste Möglichkeiten hatte, Spezialisten in Anspruch zu nehmen, mußte hören: „Sie sind unheilbar krank. Sie sollten ihre Angelegenheiten in Ordnung bringen."

Aber Hay gab nicht auf. In den langen Nächten der Schlaflosigkeit und Atemnot dachte er nach und kam zu Entschlüssen, die in einen mutigen Versuch mündeten. Er hatte nämlich den Bericht eines britischen Militärarztes, eines gewissen Oberst McCarrison, gelesen, der von dem Volk der Hunza im Himalaya handelte. Diese Hunza, die im Karakorum (im Nordwesten Pakistans) lebten, ernährten sich ausschließlich von naturbelassenen Lebensmitteln. Die damals in Amerika schon weit verbreiteten Zivilisationskrankheiten waren bei ihnen jedoch völlig unbekannt. Hay stellte daraufhin seine Ernährung grundlegend um: er aß nur noch „fundamental", das heißt, er nahm nur noch die Dinge zu sich, von denen er glaubte, daß sie den Menschen vom Schöpfer zur Nahrung bestimmt seien; und er verzehrte sie in ihrer natürlichen Form. Die Menge war jeweils nicht größer, als es ihm im Augenblick notwendig erschien.

Zum großen Erstaunen der behandelnden Kollegen verschwanden Dr. Hays Beschwerden bald völlig. Nach drei Monaten konnte er wieder ohne Mühe größere Entfernungen zu Fuß zurücklegen. Sein Gewicht sank um knapp 25 kg auf unter 80 kg. Jahre schienen von ihm abzufallen; er fühlte sich jünger und leistungsfähiger als je zuvor. Hay war genesen, obwohl ihn die hervorragendsten Kapazitäten seiner Zeit für unheilbar gehalten hatten.

In den Folgejahren behandelte Dr. Hay mit der von ihm selbst erprobten Methode der Ernährungsumstellung Tausende von Schwerstkranken (darunter auch als unheilbar eingestufte Kranke). Und er erlebte schier unglaubliche Erfolge. Zwar konnten nicht alle Patienten geheilt werden, doch zeigten die Behandlungen in jedem Fall Besserungstendenzen. Nur diejenigen, deren körperlicher Verfall bereits zu weit fortgeschritten war oder die den vorgeschriebenen Eßplan nicht befolgten, wurden nicht vollständig gesund.

1940 starb Dr. Hay im Alter von 74 Jahren, ein Jahr nach einem schweren Unfall. Bis zu diesem war er gesund.

Das Geheimnis von Dr. Hays Erfolg

Aufgrund seiner eigenen Erfahrungen kam Hay zu dem Schluß, daß sich in einem naturgemäß ernährten Körper kaum Krankheiten entwickeln können. Selbst bei bereits bestehenden und sogar fortgeschrittenen Erkrankungen kann sich der Körper erholen, es sei denn, die Zerstörung eines oder mehrerer Hauptorgane ist schon zu groß. Solange der Körper noch in der Lage ist zu genesen, sind drei Dinge zur Gesundung notwendig:

- der Wille, gesund zu werden
- das Wissen um die Methode, mit deren Hilfe man wieder gesund werden kann
- der Verdauungsapparat, um die Umstellung der Ernährung durchführen zu können.

Ein schwacher Wille reicht nicht aus, um eine Besserung zu erzielen. Man muß den brennenden Wunsch empfinden, der einen befähigt, alles zu ermöglichen, um gesund zu werden. Diese wichtige Voraussetzung kann keine Klinik, kein Medikament und kein Operationssaal erfüllen. Die Gesundung hängt in diesem Punkt nur vom betroffenen Menschen selbst ab; er muß die Verantwortung für sich selbst übernehmen.

Dr. Hay erlebte Heilungen von vermeintlich unheilbar Kranken, die sich dann besser fühlten als je zuvor in ihrem Leben, sogar besser als in ihrer Kindheit. Sie waren in der Lage, Dinge zu tun, die ihnen vorher nicht möglich gewesen waren. Ihre Ausdauer und Leistungsfähigkeit wurden von Jahr zu Jahr besser, ihre Lebensfreude war so groß wie nie zuvor. Und dies waren keine Ausnahmen, sondern es war vielmehr die Regel, wenn die neue Ernährungsform auf Dauer genau befolgt wurde.

Außer der verbesserten Ernährung war und ist für einen stabilen Gesundheitszustand natürlich eine adäquate Lebensführung notwendig. Dazu gehören angemessene körperliche Betätigungen, wie beispielsweise Bewegung in der frischen Luft und in der Sonne, tiefes Atmen und Schwimmen. Zur Wiedergewinnung der Gesundheit trägt die richtige Ernährung jedoch entscheidend bei. Deshalb verfaßte Dr. Hay, nachdem er jahrzehntelang Erfahrungen gesammelt hatte, ein Buch über diese erfolgreiche Ernährungsform, um so vielen leidenden Menschen den Weg zur Gesundung zeigen zu können.

Jeder einzelne sollte die Ernährungstips von Dr. Hay für sich prüfen; niemand muß ungelesen glauben, was hier gedruckt steht. Probieren Sie es aus, erleben Sie die Wirkung der Trennkost; es wird Sie überzeugen! Wer zunächst nur den einen Gesichtspunkt, nämlich den der Trennung der gewöhnlich zusammen gegessenen Nahrungsmittel, umsetzt (siehe Seite 19 ff.), wird eine derart positive Wirkung feststellen, daß er die hier im Ganzen erläuterte Theorie annehmen wird.

Wenn Sie in den Tank Ihres Autos Altöl füllen statt Benzin, werden Sie nicht erwarten, daß der Wagen fährt. Tausende von Menschen essen jedoch qualitativ minderwertige und mit Giftstoffen belastete Nahrungsmittel. Und sie wundern sich dann, wenn sie nicht optimal leistungsfähig sind oder sogar krank werden. Dabei müßte es eigentlich jedem einleuchten, daß bei schlechter Nahrungsqualität und beim Fehlen notwendiger Nahrungsbestandteile zunächst noch leichtere Störungen, wie zum Beispiel krankhafte Müdigkeit auftreten, die sich später zu handfesten Krankheiten entwickeln können. Deshalb wird in diesem Buch hauptsächlich von der Ernährung und ihrer Beziehung zu Gesundheit, Glück, Leistungsfähigkeit und langem Leben die Rede sein.

Darüber sollen viele andere hier wesentliche Gesichtspunkte nicht vergessen werden, die natürlich ebenfalls von Bedeutung sind. Dr. Hays Überzeugung war: „Die einzig wahre Behandlung aller Krankheiten ist die Verhinderung ihrer Ursachen." Gesunde Lebensführung und gesunde Ernährung bedeuten ja nicht, daß man deshalb auf die wirklichen Freuden des Lebens verzichten muß. Man kann durchaus genußreich essen und trotzdem, wenn man die Grundbegriffe der Ernährung richtig verstanden hat, dabei etwas für seine Gesundheit tun. Aber Sie sollten wissen: Niemand kann für uns essen, niemand kann für uns verdauen.

Dr. Hay vergaß auch nicht, auf die Bedeutung der Gesundheit für eine gute geistige Entwicklung hinzuweisen. Wenn sich Körper und Seele in Harmonie befinden, ist die Voraussetzung für eine angemessene geistige Entwicklung günstiger.

Kollegenschelte für Dr. Hay

Obwohl jeder leicht den Erfolg von Dr. Hays Ernährungssystem überprüfen konnte, erntete der Arzt eine geballte Ladung Kritik. Die erbittertsten Angriffe kamen von seinen eigenen Kollegen. Diese hatten nämlich nur gelernt, Krankheiten zu behandeln, nicht aber, ihnen vorzubeugen und so deren Entstehung zu verhindern. Deshalb wurden Dr. Hays Lehren als ketzerisch verurteilt. Je mehr dieser von der Richtigkeit seiner Erkenntnisse überzeugt war, um so kritischer wurden seine Kollegen. Ironischerweise fand sich gerade er als Quacksalber denunziert, der bei Patienten (die von den höchsten medizinischen Autoritäten bereits aufgegeben worden waren) erstaunliche Erfolge erzielt hatte. Es war eine frustrierende Situation. Dr. Hay hatte nicht nur eine neue Heilungsmethode entwickelt, er konnte auch ihre Gültigkeit beweisen – und doch traf er nur auf blankes Mißtrauen und Unverständnis. Die Medizin war einfach noch nicht reif für Dr. Hays Konzept.

Seinerzeit glaubten viele Menschen an Wunderdrogen; man meinte, es gäbe gegen jede Krankheit eine Pille. Insofern schien es nicht nötig, dem

Körper mit gesunder Ernährung zu helfen. Aber Hay war couragiert genug, sich zu verteidigen und klar für seine Sache einzutreten.

Der Durchbruch in Europa

Erstaunlicherweise gab es in England und Schottland viele Ärzte, die Dr. Hays Vorträge gehört hatten und seiner Lehre in allen Punkten zustimmten. Ja, sie nannten sich sogar „Anwender des Hay-Systems". Viele äußerten darüber hinaus, daß sie Erfolge erzielt hätten, welche ohne die Anwendung des Hay-Systems nicht möglich gewesen wären.

In Deutschland war es der Arzt Dr. Heinrich Ludwig Walb, der die Bücher des Amerikaners Dr. Howard Hay studierte und die von ihm empfohlene Ernährungsform bekanntmachte. Er gab ihr auch den Namen „Trennkost".

Im Frühjahr 1989 trat ich als Klinikchef und Buchautor die Nachfolge des „Trennkostpapstes" Dr. Walb (so der Spiegel im Juni 1991) an. Zwei Jahre konnte ich mit diesem vorbildlichen Menschen und charismatischen Arzt noch zusammenarbeiten, bevor dieser verstarb. So habe ich von ihm sehr viel lernen und von seinen jahrzehntelangen Erfahrungen profitieren können. Ich verdanke Herrn Dr. Walb sehr, sehr viel. Er war ein Mensch mit Gott- und Selbstvertrauen, Humor, großem Wissen und überragendem Können sowie tiefer Güte, menschlicher Größe, und vor allem – mit viel Herz. Ein Mensch, der Liebe gelebt hat.

Die Trennkostphilosphie

Für das Funktionieren unseres Körpers sind drei Dinge besonders wichtig: Ernährung, Stoffwechsel und Ausscheidung. Wenn wir unseren Körper beispielsweise mit einem Kohleofen vergleichen, so ist die Nahrung der Brennstoff, der Stoffwechsel die Verbrennung und die Ausscheidung das Abführen der Schlackenstoffe. Bei zu wenig, zu viel oder ungeeigneter Nahrung, bei schlechter Verbrennung aufgrund einer Verlangsamung des Stoffwechsels oder bei ungenügender Ausscheidung bleiben die Schlacken- oder Giftstoffe, die eigentlich ausgeschieden werden müssen, im Körper. Sie bewirken Unwohlsein und zeigen so ein gestörtes Gleichgewicht an. Wenn wir diese Signale des Körpers nicht beachten, ist die Leistungsfähigkeit unserer Ausscheidungsorgane (Leber, Nieren, Darm, Lunge und Haut) in absehbarer Zeit, also bald erschöpft.

Es stellen sich dann oft allgemeine Vergiftungserscheinungen ein:

Anzeichen für eine Funktionsstörung des Gehirns können so beispielsweise ein schlechtes Gedächtnis, Unentschlossenheit sowie Konzentrationsstörungen sein.

Auch das Gefühlsleben wird negativ beeinflußt, was sich zum Beispiel in Überdruß, Depressionen, mangelndem Unternehmungsgeist, schlechter Laune und in Angst äußern kann.

Zu den körperlichen Symptomen können beispielsweise geschwollene oder verklebte Augenlider, gerötete Augen, getrübte Sicht, das Bedürfnis, sich auszuschnupfen, verstopfte Nase, klebriger oder trockener Mund, Zungenbelag und Husten zählen. Weitere Beschwerden können sein: Kopf-, Bauch- oder andere Schmerzen; Steifheit und Schwere der Glieder, Schwäche und Schmerzen in den Gelenken und Muskeln, Haut- und Haarprobleme sowie Schwindel und allgemeine Müdigkeit.

Gestützt auf diese Beobachtungen und die Erfahrung der eigenen erfolgreichen Heilung und der vieler anderer Patienten entwickelte Hay seine Theorie: Nur durch eine naturgemäße Ernährung können dem Körper alle notwendigen Nährstoffe zugeführt werden. So kann der Organismus dann optimal arbeiten, und der Stoffwechsel wird entlastet. Durch gesunde Ernährung, wie sie beispielsweise die Trennkost darstellt, können daher viele Menschen allmählich wieder gesund werden. Ihre Alterungsprozesse können verlangsamt und ihre Leistungsfähigkeit verbessert werden.

Was ist Trennkost?

Die Trennkost ist eine überwiegend laktovegetabile Ernährungsform. Das heißt, der Großteil der täglichen Nahrung besteht aus Salat, Gemüse und Obst, der durch Milch und Milchprodukte ergänzt wird. Fleisch und Fisch sowie kohlenhydratreiche Nahrungsmittel, also Brot, Reis, Kartoffeln und Nudeln, gehören ebenfalls zur Trennkost, werden jedoch in kleinen Mengen verzehrt.

Diese beschriebene Kostform resultiert aus den zwei wichtigen Grundregeln der Trennkost:

1. Eiweiß und Kohlenhydrate getrennt verzehren.

2. Das Säure-Basen-Gleichgewicht im Körper stabil halten.

Mehr zu diesen Grundregeln erfahren Sie auf den folgenden Seiten. Übrigens, die Trennkost hat ihren Namen daher, weil bei den einzelnen Mahlzeiten sehr eiweißreiche Lebensmittel, zum Beispiel Fleisch und Fisch, nicht gemeinsam mit sehr kohlenhydratreichen, also zum Beispiel Reis oder Kartoffeln, gegessen werden (1. Grundregel). Man verzehrt sie zeitversetzt zu verschiedenen Mahlzeiten und somit getrennt.

Obwohl das Wort „Trennung“ meist einen unangenehmen Beigeschmack hat, ist die Trennkost trotz ihres Namens eine positiv zu bewertende Kostform, die einfach durchzuführen ist.

Die Trennung von Eiweiß und Kohlenhydraten

Betrachten wir einmal die Verdauungsvorgänge in unserem Körper: Die Nahrung, die wir zu uns nehmen, wird im Verdauungstrakt mit Hilfe von Verdauungssäften und Enzymen in kleinste Bausteine aufgespalten. Diese gelangen dann vom Darm in die Leber. Dort setzt unser Körper die Bausteine entweder nach eigenem Muster zusammen oder baut sie ganz ab, um Energie zu gewinnen.

Die Kohlenhydrat-verdauung

Die Verdauung der Kohlenhydrate aus der Nahrung beginnt im Mund. Verantwortlich dafür ist das Enzym Amylase, welches aus den Speicheldrüsen in die Mundhöhle gelangt. Es spaltet die in der Nahrung vorkommende Stärke (ein komplexes Kohlenhydrat) in kleine Bestandteile auf und benötigt dafür ein leicht basisches Milieu. Ist dieses nicht gegeben, kann die Amylase nicht optimal arbeiten; das heißt, die Stärke gelangt kaum gespalten (also fast unverdaut) in den Magen und den Dünndarm. Ißt man beispielsweise gekochte Kartoffeln (sie enthalten viel Stärke) zusammen mit saurem Obst, dann kann die Amylase laut Dr. Hay nicht optimal wirken, da in der Mundhöhle durch die Fruchtsäuren nicht mehr das leicht basische Milieu herrscht.

Auch im Dünndarm wird Stärke mit Hilfe von Amylase verdaut, die aus der Bauchspeicheldrüse stammt. Ist das Milieu im Darm nicht leicht basisch, kann es auch hier zu einer Beeinträchtigung der Verdauung kommen. Die Folgen sind Gärungsvorgänge mit Gasbildung. Hinzu kommt häufig, daß viele Menschen eine unphysiologisch (unnormal) zusammengesetzte Darmflora (Darmbakterien) haben. Diese Tatsache zusammen mit den Gärungsvorgängen im Darm bewirkt das vielen von uns bekannte Völlegefühl nach dem Essen sowie darüber hinaus oft belastende und quälende Blähungen.

Die Eiweißverdauung

Die Eiweißverdauung beginnt bei uns im Magen. Verantwortlich dafür sind das Enzym Pepsin sowie Salzsäure. Damit die Verdauung optimal ablaufen kann, muß das Milieu im Magen sehr sauer sein. Ißt man nun beispielsweise ein eiweißreiches Lebensmittel, wie zum Beispiel Fleisch oder Fisch, zusammen mit einem kohlenhydratreichen, zum Beispiel Kartoffeln, dann kann die Verdauung laut Dr. Hay nicht optimal funktionieren, da beide Enzyme (Amylase und Pepsin) ein unterschiedliches Milieu brauchen (Amylase ein leicht basisches und Pepsin ein sehr saures). Dem Körper wird die Verdauungsarbeit so unmäßig erschwert. Die Folgen kennen wir alle aus eigener Erfahrung. Es ist nämlich das Gefühl der Müdigkeit, das wir oft nach dem Essen haben. Nach einer trennkostgerechten Mahlzeit (die entweder nur eiweißreiche oder kohlenhydratreiche Lebensmittel enthält) werden Sie verblüfft feststellen, daß diese Müdigkeit ausbleibt.

Um nun die Verdauungsorgane zu entlasten, riet Dr. Hay, bei den jeweiligen Mahlzeiten eiweißreiche Lebensmittel (wie Fleisch und Fisch) nicht zusammen mit kohlenhydrathaltigen Lebensmitteln (wie Kartoffeln, Reis, Nudeln oder Brot) zu essen. Sie erinnern sich, dies ist eines der Trennkostprinzipien (siehe Seite 20).

Eine hundertprozentige Trennung von Eiweißen und Kohlenhydraten in einer Mahlzeit ist jedoch weder möglich noch notwendig. Bereits durch die Trennung der Extreme wird der Verdauungstrakt entlastet. Die Verdauung ist besser.

Die Erhaltung des Säure-Basen-Gleichgewichts

Woher kommen die Säuren und Basen im Körper?

Säuren und Basen können dem Körper entweder von außen über die Nahrung zugeführt werden oder sie fallen im Rahmen des Stoffwechsels im Organismus selbst an. All diese Säuren und Basen gehen in die Bilanz des Organismus ein.

Da unser Körper nur dann überleben kann, wenn zwischen Säuren und Basen ein Gleichgewicht besteht, verfügt er über bestimmte Regelmechanismen, sogenannte Pufferysteme, die immer wieder für einen Ausgleich sorgen. Dennoch können, so Dr. Hay, bestimmte Faktoren den Körper so belasten, daß die Puffersysteme nicht mehr funktionieren. Neben falscher Lebensführung kann eine ungünstige Ernährungsweise ein solcher Faktor sein.

Ernährung und Säure-Basen-Haushalt

Die Lebensmittel, die wir essen, werden im Körper unterschiedlich verstoffwechselt. Aus den einen entstehen Säuren (man bezeichnet diese dann als „Säurebildner"), aus den anderen Basen (diese Lebensmittel bezeichnet man als „Basenbildner").

Welche Nahrungsmittel nun zu den Säure- und welche zu den Basenbildnern gehören, darüber gibt es verschiedene Literaturangaben, die sich leider teilweise widersprechen. Das kann aber daher kommen, daß, bedingt durch die Art des Anbaus, die Verarbeitung, das Alter und die Zubereitungsart von Lebensmitteln, unterschiedlich viel Säuren und Basen im Körper gebildet werden. Übereinstimmung herrscht jedoch bei allen Quellen darüber, daß gegarte Lebensmittel eher säurebildend sind als rohe.

Die folgende kleine Tabelle soll Ihnen einen Überblick über die Wirkung verschiedener Lebensmittel auf den Säure-Basen-Haushalt geben:

Einteilung der Lebensmittelgruppen in Säure- und Basenbildner (zusammengestellt nach dem Mineralstoff- und Wassergehalt, Urin-pH-Wert und anderen Kriterien)	
stark säurebildend	Fleisch, Wurst, Fisch, Eier, Käse, Süßwaren, Weißmehlprodukte, Alkohol und Kaffee
schwach säurebildend	Quark, Sahne, Nüsse und Vollkornprodukte
schwach basenbildend	Trockenobst, Rohmilch und Pilze
stark basenbildend	Gemüse, frisches Obst, Kartoffeln und Blattsalat

Generell kann man sagen, daß sowohl Lebensmittel, die überwiegend aus Eiweiß bestehen, als auch solche, die sehr kohlenhydratreich sind, säurebildend wirken. Außerdem fällt auf, daß gerade tierische Lebensmittel säurebildend sind, pflanzliche Lebensmittel, wie Obst, Gemüse und Salat, hingegen eher basenbildenden Charakter haben. Die Tatsache, daß der Urin-pH-Wert von Vegetariern basischer ist als der von Mischköstlern (die auch Fleisch und Fisch essen), untermauert diese Theorie. Die basenbildende Wirkung der vegetarischen Kost wird dabei auf den hohen Gehalt der Nahrung an den Mineralstoffen Kalium, Kalzium, Magnesium und Natrium zurückgeführt. Außerdem haben groß angelegte Studien gezeigt, daß Vegetarier meist gesünder sind als andere; sie leiden weniger häufig an Krebs, haben seltener Herzinfarkte und oft bessere Blutfettwerte, brauchen weniger Medikamente und haben weniger Schmerzen.

Bis auf wenige Ausnahmen, wie Bohnen und Erbsen, bietet uns die Natur Lebensmittel, die entweder überwiegend aus Eiweiß oder überwiegend aus Kohlenhydraten bestehen. Eine dritte Gruppe von Lebensmitteln enthält weder viel Eiweiß noch viele Kohlenhydrate. Aus diesem Grund stufte Dr. Hay diese Gruppe als neutral ein.

Zu dieser Gruppe gehören beispielsweise pflanzliche Fette und Öle, tierische Fette, gesäuerte Milchprodukte und Käse mit mehr als 60% Fett i. Tr. sowie Gemüse, Salat, Nüsse und Gewürze.

Zu den Nahrungsmitteln, die überwiegend Protein, also Eiweiß, enthalten, gehören zum Beispiel Fleisch, Fisch, Meeresfrüchte, ungesäuerte Milch und Käse bis 50% Fett i. Tr.

Zu den vorwiegend Kohlenhydrate (Stärke und Zucker) enthaltenden Lebensmitteln gehören zum einen stärkehaltige Lebensmittel, wie Vollkorngetreide, Vollkornmehl, Vollkornbrot, Vollkornnudeln, Kartoffeln, Naturreis und Topinambur, und zum anderen überwiegend zuckerhaltige Lebensmittel, wie Bienenhonig, Datteln und auch Feigen.

Mehr zur Einteilung der Lebensmittel erfahren Sie im großen Trennungsplan auf den Seiten 42 und 43 dieses Buches.

Wie geht unser Körper nun mit den von ihm gebildeten Säuren um?

Bei der Verstoffwechselung von kohlenhydratreichen Lebensmitteln fällt viel Kohlensäure (H_2Co_3) an. Diese wird in den Körperflüssigkeiten zur Lunge transportiert und dort abgeatmet. Bis dahin verbleibt der Säureüberschuß jedoch in unserem Körper.

Dieser Mechanismus sei anhand eines Beispiels erläutert: Sie machen einen 100-m-Sprint. Während des Laufes – aber auch eine Zeitlang danach – atmen Sie schneller und tiefer als gewöhnlich. Warum? Während des Laufes gehen Sie eine sogenannte „Sauerstoffschuld“ ein, da der enorme Sauerstoffbedarf der großen Muskelgruppen trotz der verstärkten Durchblutung nicht gedeckt werden kann. Zur Energiegewinnung schaltet der Körper daher auf die sogenannte anaerobe Glykolyse (Energiegewinnung ohne Sauerstoff) um. Dabei entsteht Milchsäure. Dieser Säureüberschuß muß durch ein vermehrtes Abatmen von Kohlensäure in Form von Kohlendioxid ausgeglichen werden. Aus diesem Grund atmet man während des Sprints und auch noch danach ganz intuitiv schneller und tiefer.

Im Rahmen der Verstoffwechselung von Eiweiß werden zum größten Teil Harnstoff und Harnsäure gebildet. Diese bleiben bis zum Zeitpunkt der Ausscheidung über die Niere im Körper und verschieben das Säure-Basen-Gleichgewicht ins Saure. Wenn dann bei bereits saurem Gewebe vor der Ausscheidung des Säureüberschusses erneut Säuren über die Nahrung zugeführt werden, übersäuert der Körper immer mehr.

Harnstoff enthält das chemische Element Stickstoff (N), das zu einem kleinen Teil durch die Niere in Form von basisch reagierendem Ammoniak (NH_3) ausgeschieden wird. Dieses geschieht zusammen mit überschüssigen H^+-Ionen als NH_4^+, so daß zu viele Säuren entsorgt werden können.

Eine andere Gruppe von ausscheidungspflichtigen Säuren entsteht im Stoffwechsel aus schwefel- und phosphorhaltigen Nahrungsmitteln, wie beispielsweise Fleisch. Jedoch findet sich Phosphat auch als Zusatzstoff in Colagetränken sowie in Fleisch- und Wurstwaren. Das heißt, auch diese Lebensmittel wirken im Körper säurebildend.

Verzehrt man überwiegend die säurebildenden Lebensmittel, dann kann es, so Dr. Hay, zu einer Übersäuerung des Körpers kommen. Diese ist seiner Meinung nach die Hauptursache für die Entstehung zahlreicher Krankheiten.

Das bisher Beschriebene ist nur ein Mechanismus, wie sich die Ernährung auf den Säure-Basen-Haushalt auswirken kann. Dr. Hay fand noch weitere Zusammenhänge zwischen Ernährungsweise und Übersäuerung des Körpers. Diese sind nachfolgend kurz beschrieben.

An erster Stelle ist dabei der Verzehr von nicht naturbelassenen Nahrungsmitteln zu nennen. Industriell aufbereitete kohlenhydratreiche Nahrungsmittel, wie Auszugsmehl (weißes Mehl), weißer Zucker etc., werden im Körper nämlich zu Kohlensäure abgebaut. Für die Verdauung dieser säurebildenden Lebensmittel werden gleichzeitig basenbildende Mineralstoffe (Kalzium, Magnesium, Kalium, Natrium, Eisen) und B-Vitamine benötigt. Diese sollten eigentlich das Säure-Basen-Gleichgewicht erhalten. Da sie aber beim Verstoffwechseln von Weißmehl und Zucker verbraucht werden, können sie ihre Aufgabe nicht mehr erfüllen.

Auch durch Verstopfung kann es zu einer Übersäuerung kommen. In Deutschland leidet fast ein Drittel aller Frauen an der verzögerten Verdauung. Diese ist oft die Folge einer falschen Lebensmittelzusammenstellung und einer zu geringen Ballaststoffzufuhr. Durch Verstopfung kann es im Darm zu Fäulnis und Gärung kommen, durch die Giftstoffe, Fuselalkohole und Säuren sowie krebserregende Substanzen entstehen können. Ein gleichzeitig wirkender, starker Schutz gegen die entstehenden Säuren und Basen durch Puffer im Blut ist nicht möglich. Von Natur aus ist der Mensch jedoch besser gegen einen Säure- als gegen einen Basenangriff geschützt.

Als letztes ist noch die falsche Kombination von Lebensmitteln als mögliche Ursache für die Übersäuerung anzuführen. Diese belastet die Verdauungsorgane nachweislich und verzögert die Verdauung. Das wies der berühmte russische Physiologe Iwan Pawlow an Hunden nach. Und wie Sie eben schon erfahren haben, ist eine verzögerte Verdauung mitverantwortlich für die Entstehung von Säuren.

Laut Dr. Hay bauen aber viele, insbesondere junge, Menschen eine Toleranz gegenüber unverträglichen Nahrungsmittelkombinationen und wachsenden Giftdosen auf. Das heißt, sie haben bei dieser Belastung anfangs nur wenige Beschwerden. Dies geht jedoch auf Kosten ihrer Vitalität.

Übersäuerung

Säuren haben im Körper ganz bestimmte Aufgaben, von denen nachfolgend einige beschrieben sind:

- Die im schwer arbeitenden Muskel entstehende Milchsäure und Kohlensäure ruft das Müdigkeitsgefühl hervor, welches uns daran erinnert, rechtzeitig mit der körperlichen Bewegung aufzuhören.
- Säure bewirkt an freien Nervenendigungen Schmerz. Dies ist ein wichtiges Warnsignal, denn der Schmerz weist darauf hin, daß etwas im Körper nicht in Ordnung ist.
- Ein Anstieg der Kohlensäure im Blut wirkt auf unser Atemzentrum, so daß dann durch tiefere Atmung vermehrt Kohlensäure abgeatmet wird, um das Säure-Basen-Gleichgewicht wieder herzustellen.

Im Übermaß im Körper vorhandene Säuren, also eine Übersäuerung, kann sich jedoch negativ auf unseren Organismus auswirken. Dies wurde schon früh von Wissenschaftlern erkannt.

Bereits 1940 zeigten Professor Hoff und andere, daß eine Stoffwechselverschiebung zum Sauren hin zu depressiven Stimmungen führen kann. „Ich bin sauer", sagt man in intuitiver Erkenntnis dieser Tatsache. Umgekehrt löst ein mehr basischer Stoffwechselzustand eine freudige Stimmung aus. Außerdem kann eine länger anhaltende leichte Übersäuerung des Blutes zum Abbau von Knochensubstanz führen. Wenn der Körper die Säuren im Blut nämlich nicht mehr abpuffern kann, holt er sich aus der Basenreserve im Skelett die zur Pufferung notwendigen Mineralien. So kann es allmählich zu einer Knochenentkalkung (der Osteoporose) kommen.

Die pH-Werte im Organismus

Die Lebensvorgänge in einem Organismus sind abhängig von einem gewissen inneren Milieu. Viele Regelkreise sorgen dafür, daß diese unerläßlichen Bedingungen trotz unterschiedlicher Nahrungszufuhr und vielfältiger anderer Einflüsse doch konstant bleiben.

Der sogenannte pH-Wert (potentia hydrogenii = Wasserstoff-Stärke) ist die Maßzahl für den basischen oder sauren Charakter einer Lösung. Darin wird das logarithmische Verhältnis von Säuren in Form von H^+-Ionen (also Wasserstoffprotonen) zu Basen in Form von OH^--Ionen (also Hydroxylionen) angegeben. Der pH-Wert kann zwischen 0 und 14 liegen. Ein pH-Wert von 7 zeigt den Neutralpunkt für destilliertes Wasser an. Dieses ist weder basisch noch sauer. Niedrigere pH-Werte zeigen ein zunehmend saures, höhere Werte ein zunehmend alkalisches beziehungsweise basisches Milieu an. Der relativ einfach meßbare pH-Wert des Blutes ist eine der Meßgrößen, die zur Kontrolle des Säure-Basen-Haushaltes im Körper herangezogen werden. Ein fein abgestimmtes Puffersystem und das Zusammenspiel von Lunge, Nieren, Leber und Bindegewebe sorgen dafür, daß die Säure-Basen-Verhältnisse im Blut zwischen einem pH-Wert von 7,36 und 7,44 konstant gehalten werden. Erfolgt eine Verschiebung des Säure-Basen-Verhältnisses über diese Grenzen hinaus nach oben oder unten, kann das unter Umständen lebensgefährlich werden.

- Die Normwerte im Blut schwanken also, wie gesagt, um 7,4. Sie liegen somit im leicht alkalischen Bereich.
- Lebensgefährlich sind pH-Werte unter 7,0 beziehungsweise über 7,7.

Im Gegensatz zum Blut ist der pH-Wert in den Zellen unseres Körpers niedriger, er schwankt zwischen 6,8 und 7,0. Die Körperzellen müssen ein Zuviel an Säuren oder Basen schnell ausgleichen. Sie geben überschüssige Säuren und Basen nach außen in das alle Zellen umgebende Bindegewebe ab, von wo diese in die Lymphbahnen und schließlich ins Blut gelangen. Das Blut ist für die Entsorgung zuständig, sorgt jedoch auch für den Austausch von Säuren und Basen zwischen den Organen.

Säuren respektive Basen aus dem Blut werden über den Urin ausgeschieden. Deshalb zieht man auch den pH-Wert des Urins als Anzeiger des Säure-Basen-Gleichgewichts heran.

Man muß sich freilich über die begrenzte Aussagefähigkeit des Urin-pH-Wertes klar sein, denn mit diesem werden nur die freien Säuren erfaßt, nicht die an Puffer gebundenen. Der Säuregehalt des Urins läßt sich zwar auch durch Titration bestimmen, doch selbst dann hat man noch nicht den gesamten Säuregehalt, da sich der Körper ja auch über den Schweiß und den Stuhl überflüssiger Säuren entledigen kann. Deshalb läßt sich der Gesamt-Säure-Basen-Zustand im Organismus über den Urin-pH-Wert lediglich grob beurteilen.

Der Säure-Basen-Haushalt des Blutes

Wie schon erwähnt, hält unser Körper das Verhältnis der Säuren zu den Basen durch verschiedene Puffersysteme im Gleichgewicht. Im Blut ist dies der Kohlendioxid-Bikarbonat-Puffer. Mit seiner Hilfe können sowohl überschüssige Säuren als auch überschüssige Basen neutralisiert werden. Über die Lunge ist der Körper in der Lage, überschüssige Kohlensäure in Form von Kohlendioxid abzuatmen.

Durch vertieftes und beschleunigtes Atmen kann jedoch zuviel Kohlendioxid abgegeben werden. Es kommt dann zu einer Alkalose, das heißt zu einem Basenüberschuß im Körper. Sie kennen diesen Effekt, wenn Sie mit eigener Lungenkraft eine Luftmatratze aufblasen. Dann setzen leicht Atemnot und ein Schwindelgefühl ein. Auch bei bewußter oder unbewußter Angst kann durch ein zu schnelles und zu tiefes Atmen zuviel Kohlendioxid nach außen abgegeben werden, was zu den genannten Beschwerden, aber auch zu Kribbeln, Taubheit und Verkrampfungen der Hände führen kann. Dies nennt man Hyperventilationstetanie. Durch ruhiges und langsames Atmen, unter Umständen unterstützt durch die Rückatmung der verbrauchten ausgeatmeten Luft (und so auch des Kohlendioxids) aus einem vor den Mund gehaltenen Plastikbeutel, läßt sich dieser Zustand jedoch wieder relativ schnell normalisieren.

Das Hämoglobin (der rote Blutfarbstoff), die verschiedene Blutplasmaeiweiße und Phosphate stellen weitere Puffersysteme des Blutes dar.

Die Rolle des Bindegewebes im Säure-Basen-Haushalt

Eine Vielzahl unterschiedlicher Krankheiten, darunter vor allem auch rheumatische Erkrankungen, führt man auf Störungen des Bindegewebsstoffwechsels zurück. Die Erfahrung ganzheitlich arbeitender Ärzte zeigt jedoch, daß auch viele andere Zivilisationskrankheiten, wie Herzinfarkt und Schlaganfall, aber auch Krebs, Kopfschmerzen und psychische Veränderungen möglicherweise auf eine Übersäuerung des Organismus zurückzuführen sind. Leider werden die Störungen des Säure-Basen-Haushaltes bisher oft nur über eine Veränderung des Blut-pH-Wertes nachgewiesen. Das heißt, ist der pH-Wert des Blutes im normalen Bereich, dürfte keine Übersäuerung des Körpers bestehen. Den Nachweis nur mit Hilfe dieses Parameters zu führen, halten jedoch viele ganzheitlich arbeitende Ärzte für unzureichend, denn der Blut-pH-Wert sagt nichts über den Gesamtsäuregehalt des Körpers aus.

Die Übersäuerung des Körpers, von F. Sander als latente Azidose (verborgene Gewebsübersäuerung bei normalen Blut-pH-Werten) bezeichnet, ergibt sich aus überschüssigen Säuren, die sich auf dem Weg von den Zellen zum Blut oder auch umgekehrt im Bindegewebe befinden.

Durch eine gesunde Ernährung, die einen Überschuß an sogenannten Basenbildnern gewährleistet, wie sie in Salat, Gemüse und Obst vorkommen, kann der Körper entsäuert werden. Heilungsvorgänge werden begünstigt, Krankheiten wird vorgebeugt. Natürlich kann man sich auch direkt Basen zuführen, zum Beispiel in Form von Natriumbikarbonat (doppelt kohlensaures Salz). Es gibt verschiedene, recht preiswerte Fertigpräparate auf dem Markt. Fragen Sie dazu aber gezielt bei Ihrem Arzt und beim Apotheker nach.

Richtige Ernährung und Bewegung helfen gegen Übersäuerung

Aus der aktuellen schulmedizinischen Literatur über den Säure-Basen-Haushalt ergeben sich folgende wesentliche Erkenntnisse: Man kann sowohl über die Ernährung als auch durch körperliche Bewegung die Säure-Basen-Verhältnisse im Körper beeinflussen. Sport sowie jede andere Form körperlicher Betätigung helfen, Säureüberschüsse abzubauen. Auch basenbildende Nahrung, wie Obst, Gemüse und Salat, wirkt in diese Richtung. Ißt man hingegen säurebildende Lebensmittel, so kann dies beispielsweise Kalzium aus dem Knochen mobilisieren, das dann mit Stuhl und Urin ausgeschieden wird. Mögliche Folgen dieses Kalziummangels sind Karies, Osteoporose (Knochenentkalkung) und gehäuftes Auftreten von kalziumhaltigen Nierensteinen.

Eine streng vegetarische Kost ohne Fleisch, Fisch, Eier und Milchprodukte ist basenbildender als eine vegetarische Ernährung, bei der Milchprodukte und Eier verzehrt werden dürfen. Letztere ist wiederum basenbildender als normale Mischkost mit Milch, Eiern, Fleisch und Fisch.

Unter dem wichtigen Blickwinkel des Säure-Basen-Haushalts kann man so die Ernährung beurteilen. Darüber darf man jedoch nicht den Blick für das Ganze verlieren, was auch Dr. Hay immer wieder betonte. Säuren, Basen, Mineralien und Elektromagnetismus sind aufs Engste miteinander verwoben. Dies kann man mit Hilfe der Bioelektronik nach Vincent durch Messungen zeigen.

Wie weit Dr. Hay mit seinem ganzheitlichen Denkansatz den Kollegen seiner Zeit voraus war, zeigen seine Zitate:

- Betreffend des Übergewichts sagte er: „Iß nie etwas, wenn Du nicht wirklich hungrig bist."

- Zu Infektionskrankheiten, wie etwa Schnupfen, sagte er: „Schnupfen fängt man sich nicht (englisch: to catch a cold), man holt ihn sich am Eßtisch und nicht anders. Jeder Schnupfen zeigt nur die Anstrengungen des Körpers, das Haus zu reinigen.“
- Und über Zahnkrankheiten: „Kümmere dich um den ganzen Menschen, und die Zähne werden sich um sich selbst kümmern – mit oder ohne Zahnbürste.“
- Schließlich zu Krebserkrankungen: „Ist es möglich, daß die Krebsursache in unserer Abwendung von der natürlichen Ernährung zu suchen ist?“

Das war 1927! Hays Äußerungen sind von schockierender Aktualität, sagte er doch auch: „Wir verschwenden unsere Zeit damit, Symptome zu behandeln, statt die Ursachen zu beseitigen.“

Ein Einwand der Schulmedizin zur Übersäuerung

Einige Schulmediziner behaupten, daß es eine Übersäuerung durch Ernährung gar nicht gebe. Der Körper sei in der Lage, das Säure-Basen-Gleichgewicht durch Abpuffern aufrechtzuerhalten. So werde zum Beispiel über die Lunge Kohlendioxid abgeatmet, und die Niere scheide übriggebliebene Säuren direkt oder in Form leicht löslicher Salze aus.

Das stimmt so zwar, aber auch Nieren können bei ihrem Säureexport überfordert werden. Eine Übersäuerung im Gewebe und in den Zellen selbst können die Nieren nämlich nicht direkt wahrnehmen. Irgendwann, das kann natürlich unterschiedlich lange dauern, ist die Ausgleichsfähigkeit des Organismus gegenüber Säuren erschöpft.

Vielen Schulmedizinern ist das System der Grundregulation, das Bindegewebe in seiner Funktion als sogenannte „Vorniere“, gar nicht bekannt. Sie kennen zwar den Säure-Basen-

Haushalt des Blutes sowie die intensivmedizinischen Begriffe. Aber das Blut kann die mitunter stoßweise in Massen anfallenden, sowohl von außen zugeführten als auch im Organismus selbst gebildeten, Säuren nicht sofort puffern, und der Organismus kann auch nicht sofort ausgleichen. Deshalb nimmt das Bindegewebe die Säuren oder Basen auf und gibt sie, je nach Ausscheidungskapazität von Lunge, Nieren und Leber, erst allmählich wieder ab.

Der Wissenschaftler F. Sander hat durch seine Forschungen herausgearbeitet, daß eine latente (verborgene) Übersäuerung im Gewebe bei noch normaler Alkali(Basen)reserve und normalem Säure-Basen-Zustand bereits den Weg für viele Krankheiten im Organismus bahnt. So bewies Sander mit seinen Untersuchungen des Aziditätsquotienten im Harn die Richtigkeit der Übersäuerungstheorie von Dr. Hay. Weitergehend Interessierte verweise ich auf das Buch von F. Sander: „Der Säure-Basen-Haushalt des menschlichen Organismus".

Einwände gegen die Gültigkeit der Trennkostphilosophie

Wie bereits beschrieben, aber auch noch in den folgenden Kapiteln gezeigt, wirkt die Trennkost positiv auf unseren Körper. Nichtsdestotrotz werden oft Stimmen laut, die einige Punkte der Trennkostphilosophie in Frage stellen. Nachfolgend möchte ich daher zu den am meisten genannten Einwänden Stellung nehmen.

Erster Einwand
Es gibt keine natürlichen Lebensmittel, die nur aus Kohlenhydraten oder nur aus Eiweiß bestehen. Insofern ist eine absolute Trennung von Eiweiß und Kohlenhydraten nicht nötig beziehungsweise möglich.

Erwiderung: Es ist richtig, daß natürliche Lebensmittel nicht nur aus Eiweiß oder Kohlenhydraten bestehen. Dennoch kann man Lebensmittel, die überwiegend aus dem einen dieser Nährstoffe bestehen, von solchen, die überwiegend aus dem anderen Nährstoff bestehen, trennen. Eine absolute Trennung ist nicht möglich, aber auch nicht notwendig, sondern lediglich die Trennung der Extreme. Schon wenn vorwiegend eiweißreiche Lebensmittel getrennt von vorwiegend kohlenhydrathaltigen verzehrt werden, erfährt der Verdauungstrakt eine wohltuende Entlastung, die dem ganzen Organismus zugute kommt.

Zweiter Einwand:
Die Muttermilch enthält sowohl Kohlenhydrate als auch Eiweiß, und sie ist ja die erste und natürlichste Nahrung des Menschen, weil sie eigens für ihn geschaffen wurde. Insofern ist die Trennung von vorwiegend kohlenhydratreichen und vorwiegend eiweißreichen Lebensmitteln innerhalb einer Mahlzeit unnötig.

Erwiderung: Muttermilch enthält etwa 1,2% Eiweiß, 3,7% Fett und 6,9% Kohlenhydrate. Für den Säugling ist es unproblematisch, diese, im Vergleich geringen, Eiweißanteil zu verdauen.

Dritter Einwand:
Oft wird gesagt, man muß viel Fleisch essen, um seinen Eiweißbedarf zu decken. In der Trennkost wird jedoch empfohlen, den Eiweißanteil in der Nahrung so gering wie möglich zu halten.

Erwiderung: Wir Erwachsenen benötigen das Eiweiß nur, um zugrunde gegangene Struktur- und Funktionsproteine zu ersetzen. Es ist einsichtig, daß wir dafür recht wenig Eiweiß benötigen und so der Eiweißbedarf des Erwachsenen zweifelsohne niedrig ist. Auch niedriger, als noch vor einigen Jahrzehnten von der Wissenschaft behauptet wurde. Die Behauptung, daß man Fleisch zu sich nehmen müsse, um genügend Eiweiß zu bekommen, ist unrichtig.

Vierter Einwand:
Ungesäuerte Milchprodukte gehören in die Eiweißgruppe, gesäuerte Milchprodukte hingegen werden den neutralen Lebensmitteln zugeordnet. Quark, der also zur neutralen Gruppe gehört, enthält jedoch eine be-

trächtliche Menge an Eiweiß. Also müßte er der Proteingruppe zugeordnet werden.

Erwiderung: Wenn ein Säugling Muttermilch erbricht, ist diese durch die Magensäure „verquarkt“ (vorverdaut). Auch bei gesäuerten Milchprodukten tritt durch die enzymatische Milchsäuregärung eine Vorverdauung ein, die die Verdauungsorgane deutlich entlastet. Dadurch ist die Zuordnung von gesäuerten Milchprodukten in die neutrale Lebensmittelgruppe möglich.

Fünfter Einwand:
Zur Vorbeugung bzw. Behandlung der Osteoporose (Knochenentkalkung) wird als Therapie häufig empfohlen, vermehrt Milch und Milchprodukte zu sich zu nehmen. Dadurch könne man sich mehr Kalzium zuführen, was der Entkalkung entgegenwirken kann.

Erwiderung: Aus meiner Sicht wird hier zu wenig berücksichtigt, daß durch eine an Säurebildnern (z. B. Fleisch) reiche Nahrung den pH-Wert im Körper in Richtung „sauer“ verschiebt. Um nun Säuren und Basen in einem Gleichgewicht zu halten, wird der Körper dazu gezwungen, vermehrt Kalzium, Magnesium und Kalium aus seiner Reserve zu mobilisieren. Diese befindet sich im Skelett. So kann bei einer über Jahre und Jahrzehnte verzehrten säurebildenden Kost allmählich das Skelett entmineralisiert werden – der Knochen wird entkalkt.

Nicht nur eine vermehrte Kalziumzufuhr, sondern auch eine an Basenbildnern (Obst, Gemüse, Salat) reiche Nahrung wirkt der Osteoporose somit entgegen. Experimente haben gezeigt, daß der Kalziumverlust über den Urin bei Fleischzufuhr recht hoch ist. Hingegen ist der Verlust bei Zufuhr von Basenbildnern geringer – es wird der Osteoporose (Knochenentkalkung) entgegengewirkt.

Die Kühe, die ihr Kalzium über Milch „verlieren“ (hergeben), beugen diesem Verlust durch den Verzehr von Grünfutter (Basenbildner) vor. Wer an Osteoporose leidet oder deren

Entstehung verhindern möchte, sollte daher neben kalziumreichen Lebensmitteln auch vermehrt Salat, Gemüse und Obst (Basenbildner) essen.

Sechster Einwand:
Warum gehört Obst in die Eiweißgruppe? Es wirkt doch im Körper basenbildend und müßte somit der neutralen Gruppe zugeordnet werden.

Erwiderung: Man muß bei den Lebensmitteln zwischen Säure- und Basenbildner und Lebensmitteln der Eiweiß-, Kohlenhydrat- und neutralen Gruppe differenzieren. Kern-, Stein- und Beerenobst sowie Zitrusfrüchte sind Basenbildner.
Obwohl sie kein Eiweiß enthalten, werden sie der Eiweißgruppe zugeordnet (die ja in der Regel Säurebildner enthält). Die Begründung: Obst enthält viele Fruchtsäuren, die die Kohlenhydratverdauung behindern können. Da es nun der Eiweißgruppe angehört, darf es nicht zusammen mit kohlenhydratreichen Lebensmitteln verzehrt werden – und die Verdauung kann so problemlos ablaufen.

Vollwertige Trennkost

Die Vollwertkost hat in bezug auf die Lebensmittelauswahl vieles mit der Trennkost gemeinsam. Grundsätzlich ist der Verzehr von sogenannten veredelten Lebensmitteln, also von solchen, die industriell in vielfältiger Weise verarbeitet und haltbar gemacht worden sind, bei beiden Ernährungsformen so weit wie möglich einzuschränken. Die Absicht dieser industriellen Verarbeitung ist ja der wirtschaftlich wichtige Effekt, aus verderblichen Naturprodukten lager- und handelsfähige Nahrungsmittel zu machen. Leider kann der menschliche Organismus diese Nahrungsmittel auf die Dauer nicht ohne Störung verarbeiten. Durch die industrielle Aufbereitung wird ihnen nämlich ein Teil der natürlichen Begleitstoffe, wie beispielsweise Vitamine, Spurenelemente, Mineralstoffe und Enzyme entzogen. Andererseits werden industriell verarbeiteten Lebensmitteln sehr oft Lebensmittelzusatzstoffe beigefügt, die gesundheitlich schaden können.

Die richtige Lebensmittelauswahl

Der berühmte Arzt und Forscher Prof. Dr. med. Kollath prägte den Spruch: „Laßt eure Lebensmittel so natürlich wie möglich.“ Das heißt, es wäre wünschenswert, wenn schon beim Anbau pflanzlicher Lebensmittel darauf geachtet werden könnte, daß biologisch gearbeitet wird. Der Verzicht auf Kunstdünger und Pestizide (sogenannte Pflanzenschutzmittel), die oft höchst giftig sind, gehört hierzu. In der herkömmlichen Landwirtschaft werden in der Regel nur Monokulturen angebaut. Da diese vermehrt einem Schädlingsbefall ausgesetzt sind, werden große Mengen von Pestiziden eingesetzt, um den Ertrag zu sichern. Werden die Pflanzen hingegen

Die bekanntesten anerkannten Verbände der ökologischen Landwirtschaft in Deutschland

Arbeitsgemeinschaft ökologischer Landbau e.V.,
Baumschulenweg 11, 64295 Darmstadt,
Tel.: 0 61 55 / 20 81, Fax: 0 61 55 / 57 74

Demeter Bund e.V. – Forschungsring für biologisch-dynamische Wirtschaftsweise e.V.,
Baumschulenweg 11, 64295 Darmstadt,
Tel.: 0 61 55 / 26 74, Fax 0 61 55 / 57 74

Bioland e.V. – Verband für organisch-biologischen Landbau e.V.,
Barbarossastraße 14, 73066 Uhingen,
Tel.: 0 71 61 / 3 10 12, Fax: 0 71 61 / 3 78 19

Biokreis Ostbayern e.V.,
Theresienstraße 36, 94032 Passau,
Tel.: 08 51 / 93 11 45, Fax: 08 51 / 3 23 32

Naturland – Verband für naturgemäßen Landbau e.V.,
Kleinhaderner Weg 1, 82166 Gräfelfing,
Tel.: 0 89 / 8 54 50 71, Fax: 0 89 / 85 59 74

ANOG – Arbeitsgemeinschaft für naturnahen Obst-, Gemüse- und Feldfruchtanbau e.V.,
Josef-Schell-Straße 17, 53121 Bonn,
Tel. 02 28 / 62 75 91, Fax: 02 28 / 61 61 70

Bundesverband Ökologischer Weinbau e.V.,
Obergasse 9, 67308 Ottersheim,
Tel.: 0 63 55 / 12 85, Fax: 0 63 55 / 15 29

Gäa e.V. – Vereinigung ökologischer Landbau e.V.,
Plauenscher Ring 40, 01187 Dresden,
Tel. und Fax: 03 51 / 4 01 23 89

als Mischkulturen angebaut (wie es viele ökologische Höfe machen und wie es früher oft üblich war), kann auf Pestizide häufig verzichtet werden.

Mittlerweile gibt es schon viele Höfe, die ökologische Landwirtschaft betreiben. In der Regel sind sie einem der Verbände der ökologischen Landwirtschaft angeschlossen. Die von den Höfen erzeugten Produkte tragen dann den Schriftzug des jeweiligen Verbandes. Auf Seite 38 finden Sie zur besseren Orientierung die Namen und Anschriften der wichtigsten Verbände der ökologischen Landwirtschaft.

Bei der Einteilung der Lebensmittel unter dem Gesichtspunkt der Vollwertigkeit werden sowohl gesundheitliche und ernährungsphysiologische als auch ökologische und soziale Aspekte berücksichtigt:

Die unheilvolle Kette der Nahrungsmittelproduktion

Biocidproduktion Düngemittelproduktion	→	Umweltbelastung hoher Energieverbrauch Transportbedarf
↓		
Intensivierte Landwirtschaft unter Einsatz von Bioziden & Co.	→	Zerstörung sozialer Strukturen Umweltzerstörung kranke Böden Lebensmittelüberschüsse
↓		
Vermehrte industrielle Verarbeitung von Lebensmitteln belastete Nahrungsmittel	→	Transportbedarf Umweltbelastung Zivilisationskrankheiten
↓		
Umweltvergiftung Inweltvergiftung (Vergiftung des Körpers)	→	toxische Gesamtsituation

Pflanzliche Lebensmittel sollten gegenüber tierischen eindeutig bevorzugt werden. Im tierischen Organismus reichern sich nämlich die aus der pflanzlichen Tiernahrung stammenden Giftstoffe in hoher Konzentration an, da Tiere am Ende der Nahrungskette stehen. Hinzu kommen Rückstände von Medikamenten und eventuell Hormonen. Des weiteren können auch die Hormone, welche durch die Todesangst vor dem Schlachten im Tier selbst gebildet werden, in Resten im Fleisch noch vorhanden sein. All dies essen Sie dann mit, und das kann sich negativ auf Ihre Gesundheit auswirken.

Auch schadstoffreiche Lebensmittel, wie zum Beispiel Innereien und Wildpilze, sollten Sie meiden. Außerdem solche, die Zusatzstoffe enthalten sowie unnötig Verpacktes.

Kaufen Sie am besten Erzeugnisse aus anerkannt ökologischer Landwirtschaft (siehe auch Seite 38). Daneben empfiehlt es sich, Lebensmittel aus regionaler Herkunft und entsprechend der Jahreszeit zu bevorzugen. Das spart lange Transportwege und Lagerzeiten und verringert somit die Umweltbelastung.

Das Schaubild auf Seite 39 soll Ihnen dazu einmal zeigen, welche Auswirkungen die Produktion von unnatürlich erzeugten Nahrungsmitteln auf uns und unsere Umwelt hat.

Wie schon am Anfang dieses Kapitels erwähnt, sollten Sie keine denaturierten, sondern nur natürliche und naturbelassene Lebensmittel essen. Übermäßig industriell bearbeitete Nahrungsmittel, beispielsweise weißer Zucker, weißes Mehl (Auszugsmehl), Auszugsmehlprodukte und Fabrikfette sind zu meiden. Sehr empfohlen hingegen wird in der Vollwertkost der Verzehr von Keimlingen und Sprossen. In dieser Form enthalten die Pflanzen alle für ihre Entwicklung nötigen Stoffe in hochkonzentrierter Form. Dies sind vor allem Substanzen, die die Lebenskraft unserer Zellen erhöhen und ihre ständige Erneuerung ermöglichen.

Dazu gehören in erster Linie: Vitamine, Mineralstoffe, Spurenelemente, Aminosäuren und auch Enzyme.

Die Bewertung der Lebensmittel im Sinne der Vollwerternährung

Auf den beiden folgenden Seiten finden Sie zusammenfassend eine Tabelle mit allen Lebensmittelgruppen, wobei diese hinsichtlich ihrer Eignung in der Vollwertkost bewertet sind. Sie werden schnell sehen, daß natürliche beziehungsweise naturbelassene Lebensmittel ganz klar in der Rubrik „sehr empfehlenswert" stehen, sehr stark verarbeitete Lebensmittel hingegen ausnahmslos mit „nicht empfehlenswert" beurteilt werden.

Wenn Sie Ihre Nahrung später mit Hilfe des Trennungsplans (auf den Seiten 42 und 43) zusammenstellen, können Sie mit dieser Vollwert-Tabelle ermitteln, in welcher Form Sie die einzelnen Lebensmittel am besten verzehren sollten (zum Beispiel ob roh oder gekocht, ob tiefgekühlt oder aus der Konservendose).

Eignung von Lebensmitteln für die Vollwerternährung

	sehr empfehlenswert	empfehlenswert
Getreide	gekeimtes Getreide, Vollkornschrot (z. B. als Frischkornmüsli), frisch gequetschte Flocken	Vollkornprodukte (z. B. Vollkornbrot, -nudeln, -flocken, -feinbackwaren), Vollkorngerichte, Naturreis
Gemüse und Obst	frisches Gemüse, milchsaures Gemüse, frisches Obst	erhitztes Gemüse (auch milchsaures), erhitztes Obst, Tiefkühlgemüse* und -obst
Kartoffeln	Pellkartoffeln	Salzkartoffeln
Hülsenfrüchte		gekeimte, blanchierte Hülsenfrüchte, erhitzte Hülsenfrüchte
Nüsse, Fette und Öle	Nüsse*, Mandeln, Ölsamen* (z. B. Sonnenblumenkerne, Sesam), Ölfrüchte* (z. B. Oliven)	geröstete Nüsse*, Nußmuse*, kaltgepreßte, nicht raffinierte Öle*, ungehärtete Pflanzenmargarine mit hohem Anteil an Kaltpreßöl*, Butter*
Milch und Milchprodukte	Vorzugsmilch	pasteurisierte Vollmilch, reine Milchprodukte (ohne Zutaten), Käse* (ohne Zusatzstoffe)
Fleisch, Fisch und Eier		Fleisch* (Verzehr max. 2x/Woche), Fisch* (Verzehr max. 1x/Woche), Eier* (Verzehr max. 3x/Woche)
Getränke	ungechlortes Trinkwasser, kontrolliertes Quellwasser, natürliches Mineralwasser	Kräuter- und Früchtetees, verdünnte Fruchtsäfte, verdünnte Gemüsesäfte, Getreidekaffee*
Gewürze, Kräuter und Salz	ganze oder frisch gemahlene Gewürze, frische Kräuter	fertig gemahlene Gewürze, getrocknete Kräuter, Meersalz*, jodiertes Speisesalz*
Süßungsmittel	frisches, süßes Obst	Honig* (kaltgeschleudert, verdünnt), Trockenobst* (ungeschwefelt und eingeweicht)

*nur in Maßen verzehren

weniger empfehlenswert	nicht empfehlenswert
Weißmehlprodukte (z. B. Weißbrot, weiße Nudeln, Feinbackwaren), geschälter (weißer) Reis	Getreidestärke (z. B. Maisstärke), Ballaststoffpräparate
Gemüsekonserven (z. B. Tomaten in Dosen), Obstkonserven (z. B. Kirschen in Gläsern)	Vitaminpräparate, Mineralstoffpräparate, Tiefkühlfertiggerichte mit Obst und Gemüse
Kartoffelfertigmischungen	Pommes frites, Chips, Kartoffelstärke
Sojamilch, Tofu, Sojafertigmischungen (z. B. Bratlingmischung)	„Sojafleisch" (TVP), Milch- und Käseimitate aus Soja, Sojaprotein, -lezithin
gesalzene Nüsse, extrahierte, raffinierte Fette und Öle, ungehärtete Pflanzenmargarine, Kokosfett, Palmkernfett, Butterschmalz	Nuß-(Nougat-)Creme, gehärtete Margarine
H-Milch und daraus hergestellte Produkte Milchprodukte (mit Zutaten, z. B. Früchtejoghurt, Käse)	Sterilmilch, Kondensmilch, Milchpulver, Milchzucker, Milch- und Molkenprotein, Schmelzkäse
Fleischwaren und -konserven, Wurstwaren und -konserven, Fischwaren und -konserven	Innereien, Eipulver
Tafelwasser, Fruchtnektare, Kakao, Bohnenkaffee, schwarzer Tee, Bier, Wein	Limonaden, Colagetränke, Fruchtsaftgetränke, Instantkakao, Instant- und Sportlergetränke, Spirituosen
Kräutersalz, Kochsalz	Aromastoffe (natürliche, naturidentische und synthetische), Geschmacksverstärker (Glutamat)
Honig (heiß geschleudert), Trockenobst (geschwefelt) Apfel- und Birnendicksaft, Vollrohrzucker, Ahornsirup	isolierte Zucker (z. B. Haushalts-, Trauben- und Fruchtzucker, brauner Zucker, Süßwaren, Süßstoffe)

Trennkost und allgemeines Wohlbefinden

Wie wohl sich ein wirklich gesunder Mensch fühlen kann, weiß heute bei uns fast keiner mehr. Denn die meisten sind durch zahlreiche Umweltbelastungen, durch schlechte Ernährung, Reizüberflutung, Bewegungsmangel, Streß und Erbschäden (die das Neugeborene bereits mit auf den Lebensweg bekommt) belastet. Dieser Zustand, der von Prof. Kollath Mesotrophie, also „Halbgesundheit“, und von Dr. med. F. X. Mayr „Scheingesundheit“ genannt wurde, ist heute das Normale, wenn man bedenkt, wie häufig er vorkommt.

Nun gibt es jedoch den Unterschied zwischen „Häufigkeitsnorm“ und „Idealnorm“. Wenn der Bundesbürger pro Jahr im Durchschnitt 200 l Bier trinkt oder wenn jeder zweite 35jährige gelegentlich über Rücken- und Kreuzschmerzen klagt, so entspricht das der Häufigkeitsnorm, aber keineswegs der Idealnorm. Von der Idealnorm her gesehen, sollte der durchschnittliche Westeuropäer nicht zwei- bis dreimal jährlich Schnupfen haben. Wer sich dagegen mit Trennkost vollwertig ernährt, hat womöglich seit vielen Jahren keinen Schnupfen mehr gehabt.

Das durch falsches Essen und minderwertige Kost geschädigte Verdauungssystem meldet sich bei den meisten Menschen mit zahlreichen Verdauungsstörungen, aber auch mit Kreuzschmerzen, Infektanfälligkeit und vielem mehr. Die Betroffenen bemerken es häufig gar nicht, weil sie diesen Zustand für normal halten, denn schließlich geht es ja vielen anderen ebenso. Außerdem kommen sie nicht auf die Idee, daß die Störungen vom Darm herrühren. Obwohl wir häufig zuviel essen, leiden wir oft Mangel an Ballaststoffen, Vitaminen, Mineralstoffen und Spurenelementen. Der Körper meldet uns dann diesen Mangel und verlangt mehr Nahrung, um aus seinem Defizit herauszukommen. Oft werden dann übergroße Nahrungsmengen gegessen, was wiederum zu Übergewicht, zahlreichen Stoffwechselstörungen und Krankheiten führen kann.

Die im Körper durch falsche Ernährung noch verbleibenden Schlacken, Gifte und Ablagerungen haben vielfältige Erkrankungen zur Folge. Dazu gehören z.B. Symptome wie Benommenheit, anscheinend grundlose Gereiztheit, depressive Verstimmungszustände, Kopfschmerzen und Muskelverspannungen, Kreuz-, Rücken- und Gelenkschmerzen sowie auch Kreislaufstörungen.

Nun können Sie sich selbst fragen, wie es eigentlich um Ihre Verdauungsorgane steht. Haben Sie nach dem Essen schon öfter Aufstoßen, Blähungen, Völlegefühl oder Sodbrennen bemerkt? Haben Sie gelegentlich Mundgeruch? Ist Ihr Darm träge oder verstopft? Wenn dies der Fall ist, scheint Ihre Ernährungsweise nicht die richtige zu sein. Dr. F. X. Mayr sagte einmal: „Das Toilettenpapier ist das Reagenzpapier des Darmes."

Und das ist so zu verstehen: Beim gesunden Menschen ist der Stuhl wurstförmig, weich, mittelbraun und mit einer dünnen Schleimschicht überzogen, so daß eigentlich kein Toilettenpapier gebraucht würde. Außerdem stinkt gesunder Stuhl nicht. Vom mit Muttermilch gestillten Neugeborenen weiß man, daß ihre Stühle angenehm riechen. Überprüfen Sie einmal Ihren Stuhl, falls die oben beschriebene Definition nicht stimmen sollte. Ist er massig, grau, gelb oder sehr dunkel? Ist er breiig oder flüssig; besteht er aus kleinen Kötteln, enthält er unverdaute Bestandteile, riecht er unangenehm, ist er schmierig? All dies sind klare Zeichen eines geschädigten Verdauungsapparates. Und das wiederum läßt sich sehr oft auf eine falsche Ernährung zurückführen.

Viele mit Trennkost behandelte Patienten, aber auch zahlreiche Menschen, die von sich aus ohne ärztliche Verordnung zur Trennkost gefunden haben, berichten Erstaunliches.

Täglich erhalte ich Anrufe und Briefe von Menschen, die nach der Lektüre von Trennkostbüchern ihre Ernährung umgestellt haben und über positive Erfahrungen berichten können. Eine Frau schrieb mir beispielsweise folgendes: „Durch Ihren Bericht über Trennkost in einer Illustrierten angeregt, kaufte ich mir Ihr Buch und stellte meine Ernährung auf Trennkost um. Meine mit im Haus lebende Mutter (83 Jahre alt) mußte deshalb auch Trennkost essen, da ich das Essen für sie mit zubereite. Erstaunliches geschah: Die vorher gereizte und mürrische alte Frau, die über vielfältige Schmerzen und Beschwerden klagte, sich nur vom Bett zum Stuhl und zurück bewegte, nahm plötzlich wieder freudig am Leben teil. Erstmals nach drei Jahren kam sie herunter, machte bei der Hausarbeit mit und jammerte nicht mehr über Schmerzen. Es war eine Freude, sie so aufblühen zu sehen."

Und auch ein 81 Jahre alter Arzt, der sich lange mit Naturheilkunde befaßt hatte, schrieb sehr Erfreuliches: „Vor sechs Monaten stellte ich meine Ernährung auf Trennkost um. Bemerkenswerte Verbesserungen habe ich bei mir subjektiv festgestellt und sie darüber hinaus durch Untersuchungen bestätigen lassen. Der deutlich erhöhte Harnsäurewert ist normalisiert. Ich habe 6 kg abgenommen, fühle mich viel wohler und bin körperlich viel leistungsfähiger. Hatte ich früher beim Treppensteigen nach ein bis zwei Etagen Atemnot, kann ich nun drei Etagen ohne Pause normal schnell hochgehen und bin oben lediglich etwas außer Puste. Auch meine Konzentration und Merkfähigkeit sind deutlich besser geworden. Außerdem macht mir die Liebe mit meiner 60 Jahre alten Partnerin wieder Spaß. Ich fühle mich viel jugendlicher und vitaler."

Ich finde daran besonders erfreulich, daß die Regulationsmechanismen des Körpers auch in so hohem Alter noch funktionieren und die Natur, der „innere

Heiler", erstaunliche Besserungen erreicht. Das geht freilich nur, wenn durch gesunde Ernährung die Grundlagen dafür geschaffen werden. Es muß also nicht als gottgegeben hingenommen werden, wenn schon längere Zeit und auch im höheren Lebensalter Beschwerden bestehen. Oft sind auch dann durch gesunde Ernährung und naturgemäße Lebensführung noch erfreuliche Erfolge zu erzielen, wenn von Ärzten schon achselzuckend gesagt wird: „Das ist altersbedingt, da kann man nichts machen."

Konkrete Verbesserungen des Allgemeinzustands

Die positive Wirkung der Trennkost auf das allgemeine körperliche Wohlbefinden läßt sich an einer Reihe von konkreten Verbesserungen festmachen.

- Die „pathologische" Tagesmüdigkeit verschwindet (damit ist nicht die normale, „physiologische" Müdigkeit nach anstrengender körperlicher Betätigung gemeint).
- Die Verdauung normalisiert sich und erfolgt nach wenigen Wochen regelmäßig ohne Abführmittel; unangenehme Völlegefühle, Aufstoßen und Blähungen verringern sich oder verschwinden. In einigen Fällen kann es im Rahmen der Ernährungsumstellung auf Trennkost jedoch vorübergehend zu einer Zunahme von Blähungen sowie von Rumoren und Zwicken im Bauchbereich kommen. Dies sollte Sie nicht verunsichern, denn Ihre Verdauungsorgane und Darmbakterien müssen sich in dieser Zeit erst auf die neue Ernährung umstellen. Sehr hilfreich hat sich zum Einstieg in die Trennkost ein sogenannter Umschalttag erwiesen. Was dies ist und wie Sie Ihre Ernährung an diesem Tag gestalten sollten, erfahren Sie auf der Seite 53.
- Der Körper wird elastischer, beweglicher, als wären die Gelenke besser geschmiert.
- Die Lebensqualität ist rundum besser.
- Verspannungen, Befindlichkeitsstörungen und Schmer-

zen verringern sich, treten seltener auf oder verschwinden ganz. Beispielsweise berichten Frauen, daß über Jahre und Jahrzehnte bestehende Regelbeschwerden wie auch Verstimmungszustände, Kopfschmerzen, Unterleibs- und Rückenschmerzen, Wetterfühligkeit, Unlust usw. verschwunden sind.

- Allgemein wird von einer erhöhten Leistungsfähigkeit und von wiedergewonnener Vitalität berichtet.
- Entschlußlosigkeit und undifferenzierte Verstimmungszustände gehen zurück.
- Die Haut wird straffer und reiner, man fühlt sich jugendlicher, was sich natürlich auch in einer positiven Wirkung auf das andere Geschlecht zeigt.

Größeres Gesundheitsbewußtsein

Der bewußte, naturgemäße Umgang mit der Ernährung führt nebenbei zu einem gesundheitsbewußteren Leben. Dazu gehören mehr Bewegung an der frischen Luft und in der Sonne. Der Zigarettenkonsum wird verringert oder ganz eingestellt. Bei der Kleidung und Wohnungseinrichtung wählt man vermehrt Naturmaterial.

Einige Menschen machen Atemübungen. Dies ist insofern besonders wichtig, als wir drei Wochen ohne feste Nahrung und drei Tage ohne Flüssigkeit, jedoch nur drei Minuten ohne Sauerstoff leben können. Die Art und Weise der Atmung wirkt sich tiefgreifend auf Körper, Seele und Geist aus. Dies wußten bereits die Weisen aller Kulturen und Zeitalter.

Andere Trennkostanhänger gehen täglich zwanzig Minuten stramm spazieren. Wichtig ist dabei, so zügig zu gehen, daß man leicht ins Schwitzen kommt. Natürlich sind all diese Übungen und Betätigungen der individuellen Leistungsfähigkeit anzupassen. Insgesamt wirken sie sich aber, wie auch eine Reihe weiterer gesundheitsfördernder Tätigkeiten, ebenso wie die Trennkost selbst überaus positiv auf das allgemeine körperliche und seelische Wohlbefinden des Menschen aus.

Trennkost und Gewichtsnormalisierung

Körperliche Folgen des Übergewichts

Übergewicht steht nie isoliert für sich. In aller Regel ist es mit vielfältigen Stoffwechselstörungen verbunden. Dazu gehören häufig erhöhte Blutfett- und Harnsäurewerte, Gicht, Nierensteine, erhöhter Blutzuckerspiegel, erhöhter Blutdruck und eine Fettleber. Oft damit vergesellschaftet sind dickflüssigeres Blut, Durchblutungsstörungen, Krampfadern mit entsprechend erhöhtem Thrombose- und Embolierisiko, vermehrte Belastung der Wirbelsäule sowie der Hüft- und Kniegelenke mit entsprechenden Beschwerden und schließlich gehäuftes Auftreten einer Gebärmuttersenkung, insbesondere bei Frauen, die bereits Kinder geboren haben.

Doch sind diese häufigen Begleiterscheinungen des Übergewichts längst nicht alles. Ein erhöhtes Körpergewicht hat eine Reihe weiterer Konsequenzen.

Schon bei übergewichtigen Schulkindern, erst recht jedoch im Erwachsenenalter, fällt ein auffälliger Bewegungsmangel auf, denn sportliche Betätigung führt bei Dicken bekanntlich schneller zu Erschöpfung oder Luftnot. Darunter leidet dann die Freude an der Bewegung. Wer sich aber weniger bewegt, hat einen schlechter trainierten Kreislauf und weniger leistungsfähige Atemorgane. Und so kann sich die Negativspirale weiterdrehen: Der aus dem Übergewicht resultierende Bewegungsmangel führt dazu, daß sich der Körper schlechter entgiften kann. Über die erhöhte Stoffwechseltätigkeit und das Schwitzen bei Bewegung können Schlacken und Gifte verstärkt abgebaut und ausgeschieden werden. Bei Bewegungsmangel entschlackt man jedoch schlechter. Dies führt zu einer allgemein höheren Krankheitsanfälligkeit. Die Verschlechterung des Stoffwechsels zieht eine größere Infektanfälligkeit nach sich, letztlich kann sie sogar zu einem häufigeren Auftreten von verschiedenen Krebsformen führen.

Daß Übergewicht ein Risikofaktor für die Entstehung von Herz-Kreislauf-Krankheiten ist, ist bekannt. Allerdings sollte man hier differenzieren, denn die Fettverteilung am Körper spielt eine wesentliche Rolle. Günstiger für die Gesundheit, wenn überhaupt, ist die sogenannte weibliche Form der Fettverteilung: mehr Speck an Oberschenkeln und Hüften (diese Art der Fettverteilung nennt man auch „Birnenform“). Der sogenannte Bierbauch hingegen, also eine häufiger bei Männern auftretende Form des Übergewichts, wirkt sich nachteiliger auf die Gesundheit aus. Dies haben mehrere Studien bewiesen.

Psychische Auswirkungen von Übergewicht

Nicht zu übersehen sind die Auswirkungen des Übergewichts auf die Seele. Bei dem heutigen Schönheitsideal, das übertriebene Schlankheit propagiert, spüren viele Menschen gar nicht, wann sie sich individuell wohlfühlen. Sie richten sich viel mehr nach den theoretischen, durch die Medien vorgegebenen Idealen. Verzweifelt wird versucht, diesen nahezukommen, als hätte der Schöpfer für Frauen Kleidergröße 38 als Idealziel vorgegeben. Deshalb hat weit mehr als die Hälfte aller Frauen (aber auch viele Männer) bereits mehrfach Reduktionsdiäten ausprobiert. Häufig sind diese Menschen dann nach einem Mißerfolg der Diät frustriert, und ihr Selbstbewußtsein ist „angeknackst“. Und, das kennen ja fast alle aus eigener Erfahrung, wer frustriert ist, greift zum Trost zu einer Ersatzbefriedigung, insbesondere zu Süßigkeiten, den kleinen Seelentröstern.

Auch Schweißbildung tritt bei Übergewichtigen vermehrt auf. Oft ist es unangenehm riechender Schweiß, der bei Sozialkontakten und auch im Intimleben Schwierigkeiten verursachen kann.

Übrigens: In der Berufswelt werden schlanke, sportlich wirkende Nichtraucher häufig bevorzugt eingestellt und befördert. Dies legt die Vermutung nahe, daß sich Übergewicht indirekt nachteilig auf die Karriere auswirken kann. Der Frust ist praktisch vorprogrammiert.

Abnehmen mit Trennkost

Ein Gewichtsverlust wirkt sich auf all die eben beschriebenen und auch auf viele weitere Bereiche sehr positiv aus.

Die Trennkost wurde in den letzten Jahren immer populärer. Und dies nicht zuletzt deshalb, weil sie auf natürliche Weise zu einer Normalisierung des Körpergewichts führen kann. Viele Menschen, die schon zahlreiche Reduktionsdiäten ausprobiert hatten, klagten über den sogenannten „Jojoeffekt“: sie verloren kurzfristig überflüssige Pfunde, nahmen dann aber schnell wieder zu und wogen letztendlich mehr als vor der Diät. Mit der Trennkost erreichten sie dann allmählich eine Gewichtsabnahme, die von Dauer war. Und nicht selten konnten sie sogar langjährig bestehendes Übergewicht völlig abbauen.

Die Umstellung von der gewohnten Kost auf Trennkost ist einfach, denn es verschiebt sich fast nur die Verzehrshäufigkeit bestimmter Lebensmittel. Es werden mehr Salat, Gemüse und Obst gegessen, während sich der Anteil an Fleisch und konzentrierten Stärkeprodukten verringert. Diejenigen, die ihre Ernährung auf Trennkost umstellen, brauchen weder bei der Arbeit zu hungern, noch müssen sie ständig Kalorien zählen. Sie können also wesentlich unbefangener essen als bei vielen Reduktionsdiäten. Übergewichtigen Patienten empfehle ich allerdings, neben der normalen Trennkost einen oder zwei Obsttage pro Woche einzuführen. Trennkost wird sehr gerne ange-

Tips zum richtigen Abnehmen

- Essen Sie nur, wenn Sie Hunger haben.
- Vor jeder Hauptmahlzeit sollten Sie einen kleinen Rohkostsalat essen. Dieser besänftigt den ersten Hunger, und Sie essen danach weniger.
- Bei kleinen „Hungeranfällen" zwischen den eigentlichen Mahlzeiten empfiehlt es sich, entweder etwas zu trinken (zum Beispiel Mineralwasser, Kräuter- oder Früchtetee) oder ein Stück frisches Obst zu essen.
- Gewöhnen Sie sich an, einmal täglich etwas für Ihre Fitneß zu tun. Dies kann ein ausgedehnter Spaziergang sein, aber auch Schwimmen und Radfahren sowie Gymnastik sind geeignete körperliche Betätigungen.
- Versuchen Sie herauszufinden, warum Sie manchmal zügellos alles in sich hineinessen. Oft hängt dies mit der Psyche zusammen. Frust, Unzufriedenheit, Unruhe und Streß wirken nämlich auf unser Eßverhalten. Probieren Sie einmal die Entspannungstechniken Yoga oder Autogenes Training aus. Kurse dazu werden bei fast jeder Volkshochschule, aber oft auch schon von den Krankenkassen angeboten.
- Machen Sie sich von Ihrem schlechten Gewissen frei, wenn Sie nun doch einmal kulinarisch über die Stränge geschlagen haben. Essen Sie dann einfach die nächsten Tage etwas weniger oder ausschließlich Gemüse und Obst.
- Gehen Sie nie hungrig einkaufen, denn mit Ihrem leeren Magen stürzen Sie sich dann förmlich auf die in den Geschäften angebotenen „Kalorienbomben".
- Essen Sie stets langsam und kauen Sie die Nahrung sorgfältig. So setzt das Sättigungsgefühl schneller ein, und die Nahrung wird optimal verdaut.

nommen, wie die Praxis beweist, denn außer Süßigkeiten und denaturierten Nahrungsmitteln verbietet sie kaum etwas. Es braucht nicht alles einzeln abgewogen zu werden, und durch die Rohkostvorspeise tritt das Sättigungsgefühl (das merken Sie bald) eher auf.

1977 untersuchte Dr. Walb an 25 aus 200 willkürlich ausgewählten, übergewichtigen Patienten die Gewichtsabnahme durch Trennkost. Er stellte dabei folgendes fest:

Je höher das Anfangsgewicht war, um so mehr nahmen die Patienten durch Trennkost ab.

Trennkost und Zivilisationskrankheiten

Was sind Zivilisations-krankheiten?

Unter Zivilisationskrankheiten versteht man diejenigen Krankheiten, die durch unsere moderne Lebensweise, also durch die Zivilisation mit all ihren Vor- und Nachteilen, verursacht werden. Zu nennen sind hier als erstes Übergewicht, erhöhte Blutfettwerte, Bluthochdruck, Zuckerkrankheit (Diabetes), Zahnkaries und erhöhte Harnsäurewerte (Gicht). Auch Herzinfarkt und Schlaganfall zählen dazu. Beide sind die Folgen vorzeitiger Arteriosklerose (Gefäßverkalkung). Des weiteren gehören Krankheiten des Immunsystems, wie gehäufte Infekte und Allergien, zu den Zivilisationskrankheiten. Bei Allergien reagiert das Immunsystem überschießend auf an sich normale Reize, wie beispielsweise Tierhaare, Blütenpollen, Hausstaub und bestimmte Lebensmittel (oft Hühnerei und Milch). Auch Arthrosen (vorzeitiger Gelenkverschleiß) und andere Verschleißerkrankungen des Bewegungsapparates zählen zu den Zivilisationskrankheiten. Ebenfalls wesentlich mitbedingt durch die heutige Lebensweise sind Rheuma, Nieren- und Gallensteine, Krebs, Multiple Sklerose, bestimmte Formen von Depression sowie vielfältige funktionelle und psychovegetative Befindlichkeitsstörungen.

Zivilisationskrankheiten und chronische Leiden können das Leben verkürzen und darüber hinaus die Lebensqualität deutlich verschlechtern.

Wodurch entstehen Zivilisationskrankheiten?

Die Wirkung der Umwelt auf unseren Körper

Neben der genetischen Veranlagung ist vor allem die Abkehr von einer naturgemäßen Lebensführung Auslöser der sogenannten Zivilisationskrankheiten. Und letztere ist ja eher die Regel als die Ausnahme.

Wie die Umwelt auf uns und unseren Körper wirkt, sei nachfolgend am Beispiel des Embryos erklärt. Schon vor der Geburt können beim Kind im Mutterleib Schäden auftreten. Wodurch werden sie verursacht? Da der Embryo die zum Aufbau seines Körpers nötigen Substanzen von der Mutter erhält, ist er von der Qualität dieser Stoffe abhängig. Im Mutterleib wirken sich Schadstoffe besonders fatal aus, weil kindliches Gewebe sehr empfindlich reagiert. So können zahlreiche Gifte, die sich im Blut der Mutter befinden, das Kind schädigen. Welche Ursache auch immer dahinter steht – falsche Ernährung, Genußgifte wie Nikotin, Alkohol und Kaffee, Schlafmangel, Reizüberflutung, Abgase und andere Umweltgifte – das ungeborene Kind bekommt seinen Teil davon ab.

Auch bestimmte Medikamente können dem Embryo Schaden zufügen. Die Mißbildungen an Armen und Beinen der contergangeschädigten Kinder sind allgemein bekannt. Tetracycline (Antibiotika) beispielsweise, die von der Mutter während der Schwangerschaft eingenommen werden, können später beim Kind eine Gelbfärbung der Zähne hervorrufen.

Daß Kinder von Frauen, die während der Schwangerschaft rauchen und/oder Alkohol trinken, kleiner und leichter sind als diejenigen von Müttern, die auf solche Genußgifte verzichtet haben, ist fast schon allgemein bekannt. Auch die Gehirnfunktion dieser Kinder, die im Mutterleib „mitrauchen und mittrinken“ mußten, ist später oft beeinträchtigt. In der Entwicklung hinken sie den anderen Kindern nicht selten etwas hinterher.

Es ist die Summe der kleinen Sünden während der Schwangerschaft, die das Kind später auszubaden hat. Ich zitiere Ernst Freiherr von Feuchtersleben (österreichischer Mediziner, Philosoph und Schriftsteller): „Die Natur übt ein heimliches Gericht; ihre Wirkungen verbreiten sich über Generationen, und der Enkel, der verzweifelt über das Geheimnis seiner Leiden brütet, kann die Lösung in den Sünden seiner Väter finden."

Daß Rauchen schädlich ist, weiß heute jedes Kind. Wußten Sie aber, daß ein Mikrowellenherd, ein Farbfernsehgerät, eine Federkernmatratze und auch eine Wasserleitung sich nachteilig auf unsere Gesundheit auswirken können? Ich erkläre es an einem Beispiel: Wer sich zu nahe am laufenden Farbfernsehgerät aufhält, bekommt eine sehr geringe Menge elektromagnetischer Strahlen ab. Wenn ein Mensch nun fast täglich einige Stunden zu nahe vor dem laufenden Fernsehgerät sitzt, summiert sich diese Strahlenbelastung. Röntgenstrahlen (auch sie gehören zu den elektromagnetischen Strahlen) können Mutationen auslösen, also Änderungen des Erbgutes in den Chromosomen, was wiederum eine Krebsentstehung begünstigen kann. Nicht wenige der allerersten Röntgenärzte, denen die Wirkung der Röntgenstrahlen noch nicht bekannt war, starben an Krebs. Deshalb müssen Personen beim Röntgen zu ihrem Schutz Bleischürzen anlegen.

Ernährung und Zivilisationskrankheiten

Gegessen wird zuviel, zu schnell, zu salzig, zu eiweißreich, zu süß und zu fett. Es wird zu schlecht gekaut, und die Nahrung wird zu wenig eingespeichelt. Statt „Mahlzeit" (was man auch darauf beziehen kann, daß das Essen zwischen den Zähnen allmählich zermahlen wird) müßte man heute, im Zeitalter des Fastfood, oft „Schlingzeit" sagen.

Wenn das Essen nicht kleingekaut und gut eingespeichelt wird, ist die Verdauung von vornherein erschwert. Was im Mund versäumt wurde, muß weiter unten im Verdauungstrakt mühsam nachgeholt werden. Das heißt, unser Körper ist dazu gezwungen, Mehrarbeit zu leisten. Und das bei sowieso oft schon schwer verdaulicher Kost.

Die Selbstvergiftung aus dem Darm

Blähungen, Aufstoßen, belegte Zunge, Mundgeruch, Völlegefühl und Bauchweh sowie harte oder breiige und stinkende Stühle weisen auf Verdauungsstörungen hin. Die überlasteten Verdauungsorgane funktionieren einfach nicht mehr optimal. Es kommt zur Fehlverdauung: Im Darm setzen Gärungs- und Fäulnisprozesse ein. Speiseteile, die im Darm verbleiben und nicht ausgeschieden werden, können die Darmschleimhaut regelrecht „austapezieren".

Unphysiologische, ja sogar pathologische (krankheitserregende) Bakterien können sich in diesem unnatürlichen Milieu des Darms ansiedeln und unter Umständen die körpereigene, physiologische Darmflora unterdrücken sowie uns wichtige Nährstoffe wegnehmen und Giftstoffe produzieren. Den eben beschriebenen Prozeß bezeichnet man dann als „intestinale Autointoxikation", eine Selbstvergiftung aus dem Darm. Die Folgen davon können die Zivilisationskrankheiten sein, die ich eingangs in diesem Kapitel genannt habe. Nach wissenschaftlichen Untersuchungen leiden fast 98% der zivilisierten Menschen an einer unnatürlich zusammengesetzten Darmflora.

Die Geschichte vom beraubten Weizenkorn

Wir essen nicht mehr die Lebensmittel, die uns die Natur gibt. Wir bauen Pflanzen in Monokulturen an, behandeln sie mit Pestiziden, die wir beschönigend „Pflanzenschutzmittel" nennen und „veredeln" sie oft industriell in vielfältiger Art und Weise. So wird zum Beispiel aus dem ursprünglichen Weizenkorn mit Stärkekern, Keimling und Randsaum (in dem die Mineralstoffe, Ballaststoffe und Vitamine enthalten sind) durch Verarbeitung ein Auszugsmehl (weißes Mehl) gewonnen. Nun hat man nicht mehr die naturgemäß ausgewogene Mischung der ursprünglichen Bestandteile des Korns, sondern nur noch einen minderwertigen Teil davon – das feingemahlene Mehl aus dem Stärkekern. Der wertvolle Keimling wurde entfernt, damit das darin enthaltene Öl nicht ranzig wird. So ist das Auszugsmehl länger haltbar. Außerdem fehlen im weißen Mehl die Ballaststoffe, Vitamine und Mineralstoffe aus dem Randsaum.

Bei dem Menschen, der dieses Mehl verzehrt, kann auf Dauer ein Mangel an B-Vitaminen mit den entsprechenden Folgen, wie Konzentrationsstörungen, Nervosität und so weiter, entstehen. Ein übergroßer Zuckerkonsum, wie er heute üblich ist, verbraucht zusätzlich die dann sowieso knappen B-Vitamine, was den Mangel sowie die daraus resultierenden Beschwerden verschlimmert.

Ein Mangel an Ballaststoffen, die ja vom Weizenkorn entfernt wurden, kann zu Darmträgheit und somit zu Verstopfung führen. Besteht eine solche, ist die Entgiftung des Körpers gestört. Außerdem entstehen im Darm Giftstoffe, die durch die Darmschleimhaut in den ganzen Organismus gelangen, der seinerseits wiederum versucht, sich ihrer zu entledigen. Funktioniert die Entgiftung dann nicht, wird der Mensch krank.

Das Beispiel des Getreidekorns soll Ihnen veranschaulichen, wie sich denaturierte (unnatürliche, industriell bearbeitete, veredelte) Nahrungsmittel negativ auf die Gesundheit auswirken können. Und was für das Getreidekorn gilt, gilt auch für alle anderen nicht naturbelassenen Nahrungsmittel.

Seelisch-psychische Störungen und Zivilisationskrankheiten

Der Mensch ist eine Einheit aus Körper, Seele und Geist. Viele wissen aus eigener Erfahrung, daß sich Kopfschmerzen negativ auf die Stimmung und die Leistungsfähigkeit auswirken. Wer einen grippalen Infekt mit Schnupfen hat, also im wahrsten Sinne des Wortes die Nase voll hat, kann nicht mehr so klar denken wie sonst.

Körperliche Beschwerden sind sehr oft mit seelischen Problemen vergesellschaftet. Die Weisheit der Sprache zeigt dies. Jemand hat von seinem Chef „die Nase voll“, und schon zwingt ihn sein Schnupfen, ein paar Tage zu Hause zu bleiben. Einem anderen „sitzt die Angst im Nacken“ – er ist verspannt. Seelische Anspannung äußert sich oft in muskulärer Verspannung, beispielsweise im Nacken oder im Rücken beziehungsweise im Kreuz. Viele gebräuchliche Redewendungen zeigen, daß ein Zusammenhang zwischen Seele und Körper besteht: Der Nachbarin ist etwas „auf den Magen geschlagen“. Dem Kollegen „geht der Streß an die Nieren“. Das Kind „fühlt sich nicht wohl in seiner Haut“.

So, wie sich ein mit weniger Giftstoffen belasteter, besser entschlackter und schlankerer Mensch körperlich wohler fühlt, wirkt sich all dies natürlich auch positiv auf die Seele und das Gefühlsleben aus. Und dann ist die Gefahr, eine Zivilisationskrankheit zu bekommen, weitaus geringer.

Allergien – nie waren sie so häufig wie heute

Daß heute in fast jeder Familie jemand an einer Allergie leidet, ist schon auffällig – und sehr bedenklich. Die Allergien nehmen zu. Schulmediziner schätzen, daß rund 40% aller Menschen auf irgend etwas allergisch reagieren. Ganzheitlich arbeitende Ärzte setzen ihre Schätzung sogar bei über 90% an! Woher kommt diese Zunahme der Allergien? Unsere moderne Lebensweise bringt viele Annehmlichkeiten mit sich: weniger körperliche Arbeit, größere Mobilität, schnellere Kommunikation, um nur ein paar der vielen Errungenschaften der Technik zu nennen. Ihnen stehen auf der anderen Seite gegenüber: Umweltzerstörung, saurer Regen, Abgasbelastung, Lärm, Reizüberflutung, Hektik, belastender Streß, falsche Ernährung, Artensterben und vieles mehr. Und damit ist die steigende Zahl der chronisch Kranken verknüpft, bei denen die in Teilbereichen (zum Beispiel Unfallchirurgie und Behandlung akuter bakterieller Infektionen) sehr erfolgreiche Schulmedizin vor großen Problemen steht.

Wer beispielsweise viele Süßigkeiten und Auszugsmehlprodukte (zum Beispiel Weißbrot, Kuchen), aber auch insgesamt zuviel, zu fett, zu salzig, zu eiweißreich und falsch kombiniert ißt, belastet sich damit. Wer außerdem raucht, sich wenig bewegt, insgesamt unausgewogen lebt und womöglich noch seinen Schlafplatz über einer Wasserader und neben dem Kopfende seines Bettes einen Radiowecker hat, wer obendrein wenig Luft und wenig Sonne abbekommt, wird kaum vor Gesundheit strotzen. Wer dann noch Kleidung aus synthetischem Material trägt, Preßspanmöbel mit Formaldehydausdünstungen in der Wohnung hat und nicht zu knapp Abgase einatmen muß, braucht sich nicht über Allergien oder andere Krankheiten zu wundern, die dann „ganz plötzlich" ausbrechen.

Allergische Symptome sind nicht nur der allgemein bekannte Heuschnupfen, Asthma, allergische Bindehautentzündung und juckende Quaddeln auf der Haut. Nein! Wußten Sie, daß sich auch folgende Symptome nicht selten auf Allergien zurückführen lassen: Kopfschmerzen, Migräne, Seh- und Konzentrationsstörungen, Schwächeanfälle, Erschöpfungszustände, Depressionen, Gelenkschwellungen und -beschwerden, auch Ohrgeräusche, Schwindelgefühle, abnorme Müdigkeit, Frauenleiden, Bauch-, Herz-Kreislauf- und Atembeschwerden?

Durch Trennkost können Sie diesen Beschwerden vorbeugen! Wie? Lesen Sie weiter…

Die Wirkung der Trennkost bei Zivilisationskrankheiten

Ein Beispiel aus der Praxis

Eine 53 Jahre alte Patientin kam wegen einer Vielzahl von Beschwerden zu mir in die Klinikambulanz: sie litt an schweren Kreuzschmerzen. Blutdruck,

Blutfette und Harnsäure waren erhöht. Bei 1,66 m Größe war sie mit 82 kg übergewichtig. Außerdem klagte sie über schmerzhafte Verspannungen, insbesondere in der Schulternackenmuskulatur, die sich über den Hinterkopf und die Schläfen bis in die Stirn zogen, was die Patientin sehr belastete. Das Gedächtnis und die Konzentration hatten in letzter Zeit deutlich nachgelassen. Insgesamt war sie schnell erschöpft, oft müde und wenig belastbar. Bei körperlicher Anstrengung wurde ihr die Luft knapp. Die Schmerzen in den Kniegelenken waren besonders beim Treppenhinuntergehen sehr stark. Seit der Geburt ihres zweiten Kindes bestand eine so schwere Blasenschwäche, daß ihr beim Husten, Lachen und Laufen oft Urin abging. Das war ihr natürlich sehr unangenehm. Darunter litt auch ihr Sexualleben. Außerdem neigte die Patientin zu oft wiederkehrenden Nasennebenhöhlenentzündungen. Seit sieben bis acht Jahren traten immer wieder depressive Verstimmungszustände und Hitzewallungen auf, und in letzter Zeit litt sie unter gehäuften Ein- und Durchschlafstörungen.

Die Patientin nahm täglich verschiedene Medikamente ein, die sie von vier verschiedenen Ärzten verschrieben bekam. Jedoch weder dies, noch ein fünfwöchiger Aufenthalt im Krankenhaus hatten ihr entscheidend geholfen. Nach dem Klinikaufenthalt bekam sie zusätzlich noch Magenbeschwerden, offenbar von den Schmerztabletten, die sie gegen die starken Wirbelsäulenbeschwerden nehmen mußte.

Nachdem ich die Patientin gründlich befragt und untersucht hatte, wurde noch die sogenannte Elektroneuraldiagnostik nach Croon durchgeführt. Diese zeigte den Energieverlust der Patientin und ihre Schwachpunkte mit besonders schlechten Werten über der Lendenwirbelsäule sowie im vegetativen Nervensystem. Im Rahmen der ganzheitsmedizinischen Behandlung wurden nicht nur die einzelnen Symptome der Patientin gelindert. Wir gingen gemeinsam an die Ursachen heran und aktivierten, soweit möglich, über gezielte Impulse die Selbstheilungskräfte. Es gelang mir, die Patientin von den Vorteilen einer naturgemäßen Lebensführung zu überzeugen. Sie erkannte, von welch entscheidender Bedeutung dabei die natürliche Ernährung ist. Die Patientin stellte ihre Ernährung daher nach ein bis zwei Fastentagen und einem Umschalttag allmählich auf die Haysche Trennkost um. Sie arbeitete gut mit, denn sie hatte ihre eigene Verantwortung für den Gesundungsprozeß erkannt. Ich riet ihr, täglich mindestens einmal zwanzig Minuten stramm spazierenzugehen. Die eigenen Bemühungen der Patientin, die nun außerdem Entspannungs- und Atemübungen durchführte, wurden lediglich durch wenige pflanzlich/-homöopathische Medikamente unterstützt. Gezielte und kontrollierte Aderlässe sowie Elektroneuraltherapie und Neuraltherapie kamen hinzu.

Nach zwei anfänglichen kurzen „Gesundungskrisen“, in denen einige der bestehenden Beschwerden der Patientin kurzfristig akuter und verstärkt aufgetreten waren, kam es zu einer hocherfreulichen Besserung. Nach sechs Wochen ambulanter Therapie stellte sich mir eine heitere, entspannte, 7 kg leichtere Patientin vor, deren Kraft- und Allgemeinzustand sich wesentlich verbessert hatte. Sie war bis auf wenige Restprobleme beschwerdefrei.

Besonders wesentlich ist, daß die Frau wieder Selbstvertrauen gefunden hatte. Sie konnte erleben, daß sich die naturgemäße Lebensführung und insbesondere die Haysche Trennkost sehr positiv auf ihre Seele, ihren Körper und ihren Geist ausgewirkt haben. Dies motivierte sie, in dem begonnenen Sinne fortzufahren. Die gelegentlich noch auftretenden Stimmungstiefs waren weit weniger ausgeprägt als früher, sie konnte mit belastenden Lebenssituationen viel besser umgehen und fühlte sich auch wieder viel mehr als Frau.

In größeren Abständen habe ich die Patientin immer wieder gesehen, wenn vorübergehend noch einmal vermehrt Beschwerden auftraten. Insgesamt gesehen hat sie eine überaus positive Entwicklung durchgemacht. Sie ist wesentlich selbstsicherer geworden und hat mit 67 kg ein Gewicht erreicht, bei dem sie sich wohlfühlt und sich auch gerne im Spiegel ansieht. Nach der Gewichtsabnahme, der dadurch gewonnenen Selbstsicherheit und dem Verschwinden der Blasenschwäche kann sie mit ihrem Mann auch das Sexualleben wieder genießen. Die größere Vitalität hat sich ebenfalls positiv auf ihre Stimmung ausgewirkt. Die früher im Zusammenhang mit den Hitzewallungen aufgetretenen Verstimmungszustände sind fast völlig verschwunden. Die Patientin sagt von sich selbst: „Ich bin viel ausgeglichener, kann mit Problemen besser umgehen, meine Stimmung ist insgesamt viel besser, ich bin auch nicht mehr so gereizt wie früher."

In der anfänglichen Euphorie über die sehr positive Wirkung der Ernährungsumstellung und Behandlung wollte die Frau natürlich Bekannte und Verwandte missionieren und zur Trennkost bekehren. Das ging zunächst schief, weil ihre überschwengliche Art eher Abwehrreaktionen hervorrief. Als sie dann aber immer ausgeglichener wurde und die Mitmenschen ihre körperlich-seelische Veränderung bemerkten, versuchten einige schließlich doch, ihrem Vorbild nachzueifern. Und siehe da, bei denen, die sich wirklich im wesentlichen an Trennkost hielten, traten ebenfalls zahlreiche positive Wirkungen im körperlich-seelisch-geistigen Bereich auf.

Verblüffende Ergebnisse durch Umstellung auf gesunde Ernährung

In einigen amerikanischen Gefängnissen wurde eine interessante Versuchsreihe durchgeführt: Statt der üblichen Zivilisationskost verabreichte man den besonders verhaltensauffälligen und aggressiven Inhaftierten vollwertige und naturbelassene Nahrung. Diese zeigte eine erstaunlich positive Wirkung auf die Verhaltensstörungen und das Aggressionspotential. Die Erfolge waren so überzeugend, daß mittlerweile in den Vollzugsanstalten in 42 von 50 Bundesstaaten der USA Ernährungsumstellungen im besagten Sinne vorgenommen wurden.

Auch Verhaltensauffälligkeiten bei Kindern, wie Hyperaktivität (krankhaft übersteigerter Bewegungsdrang), Konzentrationsstörungen und aggressives Verhalten, konnten durch Umstellung auf naturbelassene, vollwertige Ernährung (wozu auch die Haysche Trennkost gehört) in teilweise hocherfreulicher Weise gebessert werden. Natürlich spielen außer der Ernährung noch eine Reihe anderer wesentlicher Faktoren bei der Entstehung von Verhaltensauffälligkeiten, emotionalen Störungen, Konzentrationsmangel und Aggressionen eine Rolle. Die vielen Negativbeispiele von Aggression und Gewalt im Fernsehen, Reizüberflutung, fehlende positive Vorbilder, Mangel an Geborgenheit in der Familie, Elektrosmog und Licht aus Neonröhren statt natürlichem Sonnenlicht sind dabei wohl die wichtigsten. Es gibt zwar vielfältige Möglichkeiten, hier positiv zu wirken, doch ist vor allem das Engagement jedes einzelnen gefragt, der hier im Sinne einer Besserung für Mensch, Umwelt und Natur wirken muß.

Ein entscheidender Ansatzpunkt zur Verbesserung des körperlichen Gesamtzustandes ist und bleibt die gesunde Ernährung. Bereits 1940 wiesen Prof. Hoff und seine Mitarbeiter nach, daß sich eine Gewebsübersäuerung negativ auf das Gefühlsleben auswirkt. In der Literatur wird berichtet, daß bei hohem Fleischverzehr gehäuft aggressives Verhalten auftrete, bei reinen Vegetariern dagegen eine größere Friedfertigkeit vorzufinden sei.

Betrachtet man Verdauungstrakt, Gebiß und andere Organe des Menschen, legt dies die Vermutung nahe, daß der Mensch eher nicht zu den Fleischfressern gehört. Er hat keine Pranken wie ein Raubtier, keine Zähne, die Fleischstücke herausreißen können, sondern eher Zähne, die dazu geeignet sind, die Nahrung zu zermahlen. Wenn also im Rahmen der Trennkost empfohlen wird, vor allem Salat, Obst und Gemüse zu essen – drei

Viertel der täglichen Nahrung sollte aus diesen Basenbildnern bestehen, davon der größere Teil in roher, naturbelassener Form –, so schließt das mäßigen Fleischgenuß nicht aus.

In den Mangeljahren des zweiten Weltkriegs wurde beispielsweise ein dramatischer Rückgang ernährungsbedingter Erkrankungen festgestellt, was im wesentlichen daran liegen kann, daß die Menschen insgesamt weniger, aber insbesondere auch weniger Fleisch zu sich genommen haben.

Klinische Beweise für die Wirksamkeit der Trennkost

Die von Dr. Hay entwickelte Kostform wurde von Dr. Ludwig Walb Trennkost genannt und von ihm in Europa bekannt gemacht. Dr. Walb führte eine ganze Reihe klinischer Untersuchungen zur Wirksamkeit der Trennkost durch und hat auch verschiedene Arbeiten darüber veröffentlicht.

Neben den von Dr. Walb durchgeführten klinischen Studien wird die Wirkung der Trennkost durch eine Reihe gut dokumentierter Einzelfälle belegt. Hier ein Beispiel:

Ein 11jähriger Junge kam 1935 zur Behandlung zu Dr. Walb, nachdem er von dem damals sehr bekannten Nierenspezialisten Prof. Volhard wegen Schrumpfniere aufgegeben worden war. Alle Behandlungsversuche, inklusive einer Klimakur in Ägypten, waren leider erfolglos geblieben. Nach Umstellung auf Trennkost gesundete der Junge völlig. Er wurde Sportflieger und war 25 Jahre später als Leiter einer Auslandsabteilung tätig. Bei Nachuntersuchungen ergaben sich keine pathologischen Befunde mehr.

Trennkost bei Nierenerkrankungen

Bei der Behandlung von Nierenerkrankungen erweist sich die Trennkost als vorteilhaft. Hier ein Beispiel:

120 Nierenpatienten (alle von der Schulmedizin als unheilbar krank bezeichnet) kamen in die Klinik von Dr. Walb und wurden dort mit der Hayschen Trennkost behandelt. Der Gesundheitszustand von 80% der Patienten konnte gebessert werden oder sie wurden sogar völlig geheilt. Das rechtfertigt zumindest einen Behandlungsversuch mit Trennkost bei Nieren-

patienten, die eine Einschränkung der Nierenfunktion haben. Eine darüber hinaus unter Umständen notwendige urologisch-operative Behandlung sollte hier allerdings nicht versäumt werden.

Wie kann die Wirkung der Trennkost erklärt werden? Durch die bestimmte Ernährungsform wird eine meßbar größere Flüssigkeitsausscheidung über die Niere erreicht, wodurch Herz und Nieren entlastet werden. Übrigens, was bei kranken Nieren positiv wirkt, könnte auch gesunden Nieren zur Vorbeugung dienen.

In einer von mir veröffentlichten Arbeit: „Die Haysche Trennkost bei chronischen Nierenerkrankungen" (1990) habe ich schon darauf hingewiesen, daß bei Patienten mit chronischer Niereninsuffizienz die Haysche Trennkost individuell modifiziert werden muß. Sie sollte salz- und eiweißarm sein.

Zahlreiche Untersuchungen, Einzelfallbeschreibungen und Sammelstatistiken zeigten folgendes: Durch die Haysche Trennkost wird die Menge der Substanzen im Blut verringert, die über den Harn ausgeschieden werden müssen. Die Harnausscheidung nimmt zu, insbesondere bei einer Flüssigkeitseinlagerung im Gewebe. Die Eiweißausscheidung über den Urin ist rückläufig. Die durch Nierenkrankheit bedingte Erhöhung des Blutdrucks nimmt ab. Rund 80% der chronischen Nierenerkrankungen wurden geheilt oder doch zumindest gebessert.

In der genannten Arbeit habe ich auch aufgezeigt, wie die überstarke Durchströmung der Nierenglomerula (kleinste Funktionseinheiten der Niere, Blutgefäßknäuelchen) durch eiweißarme Trennkost gemindert werden kann. Dadurch kann ein langsameres Fortschreiten oft chronischer Nierenerkrankungen oder sogar eine Stabilisierung des Zustandes erreicht werden. Weitere positive Einflüsse einer eiweißreduzierten Diät sind eine Senkung der Blutfette, eine verminderte Aktivierung von Immunzellen, eine Hemmung wachstumsfördernder Faktoren sowie eine Verminderung der Phosphatzufuhr. Diese Ergebnis se wurden durch englische und australische Studien 1989 bestätigt.

Die Grenzen einer möglichen Therapie von Nierenerkrankungen durch die Trennkost liegen jedoch bei der dialysepflichtigen Niereninsuffizienz, das heißt, bei einer derart eingeschränkten Nierenfunktion, bei der die künstliche Niere zur Behandlung notwendig ist.

Trennkost bei Herz-Kreislauf-Erkrankungen

In der Klinik Dr. Walb bestätigte sich immer wieder der Wert der Trennkost als Basistherapie bei Herzpatienten. Dies ist um so bedeutsamer, als eine beträchtliche Zahl belastender Faktoren im Leben der Patienten nur schwer oder gar nicht zu ändern ist, zum Beispiel berufsbedingter und anderer Streß. Eine Umstellung der Ernährung jedoch ist für jeden jederzeit möglich.

Der Wissenschaftler Sander stellte fest, daß alle schweren Erkrankungen, auch Herzinfarkt und Schlaganfall, von einer verborgenen Übersäuerung begleitet sind. Der Stuttgarter Internist Kern, der sich lange intensiv mit der Übersäuerung befaßt hat, bezeichnet Herzinfarkt und Schlaganfall sogar als „Säurekatastrophen“. Nun haben wir bereits erläutert, daß und wie die Trennkost der Übersäuerung entgegenwirkt. Unsere Erkenntnisse werden von vielen Forschern weltweit bestätigt.

Selye und schweizer Forscher wiesen darauf hin, daß sich durch die richtige Ernährung sogar der Zustand arteriosklerotisch verdichteter und veränderter Gefäßwände wieder bessern, beziehungsweise normalisieren kann.

Vor wenigen Jahren hat der kalifornische Arzt Ornish durch Herzkatheteruntersuchungen bewiesen, daß sich durch Diät, Entspannung und Bewegungstherapie die Verkalkungen der Herzkranzgefäße zurückbilden lassen.

Und Dr. Walb konnte zeigen, daß durch Trennkost die Blutgerinnung (gemessen durch den „Quickwert“) verringert wird. Er stellte laborchemisch fest, daß der Quickwert für die Gerinnung im Durchschnitt bei 80% seiner Klinikpatienten nach Verabreichung von Trennkost sank. Die Besserung war also derart gut, daß das Blut dünnflüssiger und somit das Risiko für Herzinfarkt, Thrombose und Schlaganfall kleiner war.

Gottheiner machte nach Verabreichung von Trennkost sehr günstige Beobachtungen bei der Rehabilitation von Infarktpatienten. Ebenso beobachteten bedeutende Leistungssportler eine verkürzte Erholungsphase, größere Leistungsfähigkeit und geringere Herzbelastung, wenn sie sich nach der Trennkost ernährten.

In einer Studie wurde bei über 90% der Patienten, die einen erhöhten Blutcholesterinspiegel hatten, nach vierwöchiger Befolgung der Trennkost beobachtet, daß die Cholesterinspiegel sanken, beziehungsweise sich normalisierten. Damit sind die Risiken für die Entstehung einer Arteriosklerose und ihrer Folgeerscheinungen (der Herzkranzgefäßverkalkung mit Belastung des Kreislaufs) viel geringer.

Dr. Walb wurde nicht müde zu betonen, daß man denaturierte Nahrungsmittel soweit wie möglich meiden sollte, da sie weniger und langsamer sättigen, man also zuviel davon ißt. Bei allen Herz- und Kreislauf-Krankheiten sollten grundsätzlich mehrere kleine Mahlzeiten den mengenmäßig großen vorgezogen werden. Sind diese kleineren Portionen außerdem im Sinne der Trennkost gestaltet, sind sie zudem noch besser bekömmlich. Das rasche Verschwinden des Völlegefühls empfindet gerade der Herzkranke dankbar als deutliche Erleichterung.

Statistisch gesehen sterben zur Zeit 45% von uns Mitteleuropäern an Folgen der Arteriosklerose, also an Herzinfarkt oder Schlaganfall. Das sollte einem zu denken geben.

Mittlerweile ist allgemein bekannt, daß Herzkranzgefäßerkrankungen durch entsprechende Ernährung hinauszuzögern oder gar zu verhindern sind. Das Erkrankungsrisiko kann durch eine Senkung des Cholesterins sowie anderer Fette im Blut vermindert werden. Bei Bevölkerungsgruppen mit einem niedrigen Cholesterinspiegel und einer niedrigen Konzentration anderer Blutfette tritt die Herzkranzgefäßverengung seltener auf als bei Bevölkerungsgruppen mit hohen Cholesterin- und Blutfettwerten. Diese Ergebnisse sind insofern von Bedeutung, als ein klarer Zusammenhang zwischen der Nahrung und der Konzentration von Cholesterin und anderen Fetten im Blut aufgezeigt werden konnte. Die übliche, oft sehr fett- und cholesterinreiche Zivilisationskost führt zu krankhaft erhöhten Blutfettwerten mit größerem Risiko für einen Herzinfarkt oder Schlaganfall. Auch für Sie dürfte es beruhigend sein zu wissen, daß Sie durch die Trennkost die Möglichkeit haben, einen bessernden und zugleich vorbeugenden Einfluß auf Herz-Kreislauf-Erkrankungen zu haben.

Trennkost bei Diabetes

Dr. Walb berichtete von einem 55jährigen Patienten, der seit sechs Jahren an Diabetes (Zuckerkrankheit) litt. Im Labor ließ sich eine massiv erhöhte Zuckermenge im Urin nachweisen (normalerweise sollte im Urin kein Zucker vorhanden sein). Der Blutzuckerspiegel lag bei diesem Patienten um 350 mg% (der Normalwert liegt unter 110 mg%). Der Mann hatte eine tägliche Harnmenge von mehr als sechs Litern und mußte sich 50 Einheiten Insulin pro Tag spritzen. Nach der Ernährungsumstellung auf Trennkost sank der Insulinbedarf im Laufe von vier Monaten auf Null und die Harnmenge auf einen normalen Wert von 1,6 Litern pro Tag. Der Blutzuckerspiegel lag bei mehrfachen Kontrollen im Durchschnitt bei 150 mg%, und im Harn war kein Zucker mehr nachweisbar.

Noch ein Beispiel aus der Praxis: Ein 54jähriger Patient, ebenfalls Diabetiker, mußte seinen Beruf aufgeben. Durch seine Krankheit war er auf einem Auge blind geworden, und auf dem anderen bestand nur noch eine Sehleistung von 50%. Der Mann wurde mit der Trennkost als Basistherapie stationär behandelt. Nach sechs Wochen besserte sich sein Sehvermögen so erheblich, daß er auf der Straße die Wegweiser lesen konnte und aus der Nähe Einzelheiten erkannte. Die Insulindosis konnte auf die Hälfte gesenkt werden. Nach einiger Zeit war er wieder in der Lage, seinem Beruf nachzugehen.

Wie in dem Buch „Original Haysche Trenn-Kost“ von Walb/ Heintze beschrieben, müssen Diabetiker die Trennkost in einer modifizierten, ihrer Erkrankung angemessenen Form durchführen, wobei sie dies in jedem Fall mit ihrem betreuenden Arzt besprechen sollten.

Bei Diabetikern, die Insulin spritzen müssen, sollten die Kohlenhydratmahlzeiten im Anschluß an die morgendliche und abendliche Insulinspritze verzehrt werden. Zwischendurch empfiehlt es sich, kleinere Zwischenmahlzeiten einzunehmen, die reich an Basenbildnern (Gemüse, Obst, Salat) sind.

Dr. Walb konnte zeigen, daß bei 210 in seiner Klinik unter anderem mit Trennkost behandelten Diabetikern nach durchschnittlich vier bis sechs Wochen die Harnzuckerwerte um rund 98% und die Blutzuckerwerte um rund 90% sanken. Die Insulineinheiten konnten ebenfalls um durchschnittlich 37% reduziert werden. Außerdem besserten sich die Kreislaufbeschwerden. Bei fünf der Patienten konnte sogar die Amputation von Zehen, Fuß oder Unterschenkel umgangen werden.

Die klinische Erfahrung mit Trennkost zeigt, daß bei Diabetikern, die höhere Insulineinheiten spritzen, schnellere und bessere Erfolge zu erzielen sind, als bei den anderen Diabetikern.

Grafe und andere konnten aufgrund ihrer großen Erfahrung feststellen, daß eine exakte Stoffwechselkontrolle über Jahre und Jahrzehnte hinweg die beste Vorbeugung gegen die üblichen diabetischen Gefäßschäden ist. Was versteht man nun unter guter Stoffwechselkompensation? Zunächst die Beseitigung der Übersäuerung, dann aber auch die Senkung des Blutzuckerspiegels auf den Normalwert. Hierzu ist die Trennkost ein sicheres und einfaches Mittel. Die medikamentöse Behandlung wird durch die Trennkost nicht behindert. Der Reichtum der Trennkost an Ballaststoffen führt dazu, daß die einzelnen Bestandteile der Kohlenhydrate, die Glukose, langsamer ins Blut gelangen. Der Blutzuckeranstieg ist also geringer und erstreckt sich über einen längeren Zeitraum, anstatt schnell auf- und abzuschwanken. Die körpereigene Insulinproduktion kann, sofern noch vorhanden, besser damit zurechtkommen. Die reaktive, übermäßige Insulinausschüttung, die zu einem raschen Abbau des Blutzuckers mit nachfolgendem Gefühl der Unterzuckerung und erneutem Heißhunger führt, kann vermieden werden.

Trennkost als Therapie

In einer 1984 veröffentlichten Arbeit zeigte Dr. Walb bei 133 Patienten das Verhalten pathologischer Serumwerte nach vier Wochen Trennkost. In der 1978 durchgeführten Studie untersuchte Walb 82 weibliche und 51 männliche Patienten mit einem Durchschnittsalter von 58 Jahren. Die Patienten litten an verschiedenen Krankheiten, zum Beispiel an Erkrankungen des Herz-Kreislauf-Systems und der Verdauungsorgane, an Diabetes, Nierenkrankheiten, Rheuma, Tumoren und Allergien. Die untersuchten Blutwerte besserten sich in den vier Wochen, in denen ausschließlich Trennkost verabreicht wurde, um durchschnittlich 80%. Im einzelnen handelte es sich um folgende Meßgrößen: weiße Blutkörperchen, Calcium, die Leberwerte Gamma GT, GPT und GOT, alkalische Phosphatase, die Blutsenkung, die Nierenwerte, Harnsäure-, Kreatinin-, Reststickstoff- und Harnstoffgehalt, das Gesamteiweiß sowie die verschiedenen Blutfette, Triglyzeride und das Gesamtcholesterin.

Bei einer anderen Studie mit 620 Patienten aus verschiedenen Krankheitsgruppen ergab sich folgendes Ergebnis: Das Serumcholesterin normalisierte sich innerhalb von vier Wochen nach Umstellung der Ernährung auf Trennkost in 86% der Fälle. Diese große Zahl der im Rahmen einer klinischen Studie untersuchten Patienten zeigt auf beeindruckende Weise, wie sich die Beobachtungen von Dr. Hay auch klinisch-wissenschaftlich bestätigen lassen. Ich schließe mich Dr. Walb an, der sagte: „Es wäre zu wünschen, daß sich die Wissenschaft dieser Ernährungsart systematisch zuwendet, um ihre wahrscheinlich komplexen Effekte weiter aufzuschlüsseln.“

Experimentelle Beweise für die Wirksamkeit der Trennkost

Unverträglichkeit von Nahrungsbausteinen

Dr. Arthur Cason berichtete 1945 von Experimenten, die er und seine Mitarbeiter durchgeführt hatten. In Band II von „The hygienic system" (Das Gesundheitssystem) beschreibt Herbert M. Shelton diese Experimente, durch die Cason und seine Mitarbeiter bewiesen, daß der gleichzeitige Verzehr von Kohlenhydraten und konzentriertem Eiweiß die Verdauung verlängere und diese dann nur noch unvollständig stattfinden könne. Bei den Kontrolluntersuchungen wurden in dem Experiment die Verdauungsgeschwindigkeit dokumentiert und der Stuhlgang analysiert. Das Ergebnis (Zitat): „Derartige Versuche zeigen immer, daß sich die Eiweißverdauung im Magen verzögert, wenn gleichzeitig stärke-(kohlenhydrat)reiche Nahrung aufgenommen wird, und zwar in unterschiedlichen Ausmaßen, je nach Person und Art des verzehrten Eiweißes oder der verzehrten Stärke. Bei der Untersuchung des Stuhls zeigten sich sowohl unverdaute Stärkekörnchen als auch Eiweißstückchen und Fasern, während bei getrennter Aufnahme von Eiweiß und Stärke keine derartigen Rückstände verblieben."

Bei einer harmonischen Kombination der Lebensmittel innerhalb einer Mahlzeit gemäß den Richtlinien der Trennkost wurde die Nahrung hingegen vollständig abgebaut, aufgenommen und vom Organismus ihrer Bestimmung zugeführt. In der Studie konnte weiterhin festgestellt werden, daß der Verzehr von falsch kombinierten Lebensmitteln unter Umständen spätere Leberschäden nach sich ziehen kann, wobei die Konsequenzen mit denen nach exzessivem und langandauerndem Alkoholgenuß vergleichbar sind.

Die Pawlowschen Hunde

Dr. Hay bezeichnete die Verstopfung als eine der Hauptursachen für eine Übersäuerung und äußerte die Vermutung, daß sie bei längerem Bestehen Ursache vieler degenerativer Erkrankungen sein könne. Dies ist durch moderne medizinische Erkenntnisse bestätigt worden. Verstopfung ist so gut wie sicher ein wesentlicher Faktor bei der Entstehung von Dickdarmkrebs.

Hay nahm auch unverträgliche Nahrungsmittelkombinationen und einen Mangel an Ballaststoffen in seine Liste der Ursachen für die Übersäuerung auf. Einen Beweis dafür, daß auch diese Annahme Hays stimmt, lieferte der englische Arzt Dr. Lionel J. Picton in einer 1931 publizierten Arbeit. Picton bezog sich in dieser auf ein bekanntes Laborexperiment, das der berühmte russische Nobelpreisträger Iwan Pawlow an Hunden durchgeführt hatte. Bei dem Experiment hatte Pawlow folgendes festgestellt: Hackfleisch, an einen Hund verfüttert, wird in ungefähr vier Stunden verdaut. Kohlenhydratreiches Futter passiert einen Hundemagen in einer viel kürzeren Zeit, nämlich in 1,5 Stunden oder weniger. Weißbrot wird dabei langsamer verdaut als Vollkornbrot. Wurde aber Fleisch zusammen mit kohlenhydratreichen Lebensmitteln verfüttert, kam es zu einer erheblichen Verzögerung der Verdauung. Statt der etwa vier Stunden, die das Fleisch allein benötigte, brauchte dieses Gemisch acht und mehr Stunden, um den Magen zu passieren.

Dr. Picton argumentierte, daß diese Verzögerung in einem Teilbereich des Verdauungstraktes zu Verzögerungen im gesamten Verdauungsapparat führen kann. Seine Schlußfolgerung hieß: Gemischte Mahlzeiten, wie beispielsweise Fleisch und Brot, begünstigen eine Verstopfung. Werden hingegen Fleisch und

Salat (ein eiweißreiches Gericht) als eine Mahlzeit und Brot mit Butter (kohlenhydratreiches Gericht) später als separate Mahlzeit gereicht, ergibt sich kein solcher Effekt. Seine an Patienten durchgeführten Fallstudien unterstützen darüber hinaus diese Vermutung.

Neuere Forschungen zeigten, daß der tägliche Stuhl in westlichen Ländern im Vergleich zu dem von bäuerlich lebenden Afrikanern und Asiaten (die sich von naturbelassenen Lebensmitteln ernähren) hart und zäh ist. Die Verdauungstransitzeit, also die Zeit, die die Nahrung braucht, um den Verdauungstrakt zu passieren, kann bei Menschen aus westlichen Ländern bis zu fünf Tage betragen, anstelle der „natürlichen“ 24 Stunden. Viele Menschen denken, sie hätten keine Verstopfung, weil sie täglich Stuhl haben, tatsächlich aber sind sie sehr verstopft. Übrigens, die Passagezeit können Sie mit einer Spinatmahlzeit, die den Stuhl grün färbt, oder mit roter Bete, die zu einer Rotfärbung führt, kontrollieren. Probieren Sie es einmal aus!

Laborexperimente bestätigen Dr. Hays Konzept

1936 wurde durch die Arbeit von drei Forschern in Philadelphia/USA die Überlegung von Dr. Hay auf interessante Weise bestätigt. In seiner Arbeit: „Mensch lebe, du bist halb tot!“ (Bartholomew House inc., 1956) schildert Dr. Daniel Munro eine Studie mit fünf Probanden (Versuchspersonen), die von diesen drei Forschern durchgeführt wurde. Dabei zeigte sich, daß die Menge der produzierten Magensäure nach reinen Fleischmahlzeiten, nach reinen Kohlenhydratmahlzeiten und nach kombinierten Mahlzeiten (also mit Eiweiß und Kohlenhydraten) jeweils sehr unterschiedlich ist. $1^1/_4$ Stunden nach diesen Mahlzeiten waren die Mageninhalte am sauersten, doch war der Säuregrad nach einer hochkonzentrierten Eiweißmahlzeit am höchsten und nach einer hochkonzentrierten Kohlenhydratmahlzeit am geringsten. Nach der gemischten Mahlzeit lag er in der Mitte zwischen beiden Werten. Bei der gemischten Mahlzeit wurde das Eiweiß nur mühsam verdaut, denn es lag im Magen ein sehr viel niedrigerer Säurespiegel als benötigt vor. Die Säuremenge war wegen der gleichzeitigen Anwesenheit der Kohlenhydrate und ihrer begleitenden Basen um ein Drittel verringert. Diese Studie zeigt, daß eine Mahlzeit, die sowohl hochkonzentrierte Kohlenhydrate als auch hochkonzentriertes Eiweiß enthält, dazu führen kann, daß für die Kohlenhydratverdauung im alkalischen Milieu zuviel Säure da ist, jedoch gleichzeitig aber zuwenig Säure da ist, um die Eiweißverdauung optimal zu gewährleisten. Die Magensäureproduktion wird exakt in der Menge stimuliert, in der es die sich im Magen befindende Eiweißmenge verlangt. Das wurde auch durch Pawlows klassische Beobachtungen an Hunden gezeigt.

Trennkost wirkt sich günstig aus bei erhöhtem Insulinspiegel (die Studie wurde veröffentlicht im „American Journal of Clinical Nutrition 1994/60/Seite 48–53“). Forscher der Universität Bloernfontein in Südafrika führten an 30 übergewichtigen Frauen mit erhöhtem Blutinsulinspiegel die erste Langzeitstudie mit einer Art Trennkost durch. Acht Wochen lang aßen die Frauen eine energiereduzierte etwa isokalorische Diät (von 5000 kJ mit 50 Energie-% Kohlenhydraten, 20% Eiweiß und 30% Fett). Der einzige Unterschied war, daß die eine Hälfte der Versuchspersonen kohlenhydratreiche und eiweißreiche Lebensmittel möglichst zu verschiedenen Tageszeiten verspeiste und daß sie nur Kohlenhydratträger mit einer niedrigen Insulinwirksamkeit (Linsen, Nudeln, Porridge, Vollkornreis) verwendeten. Nach einer 12wöchigen Phase ohne Diät wechselten 16 Probandinnen für weitere 12 Wochen zu einer jeweils anderen Diät (Cross-over). Erwartungsgemäß verloren beide Gruppen an Gewicht und die Nüchterninsulinwerte waren gut. Allerdings waren die Effekte bei „Trennkost“ deutlich besser: Einen durchschnittlich 1,93 kg höhere Gewichtsverlust und ein signifikant stärkerer Abfall beim Nüchterninsulin (von 186+/–65 pmol/l auf 94+/–62 gegenüber 182+/ –81 auf 161+/–166 pmol/l). Die Ergebnisse konnten im Crossover bestätigt werden. Die C-Peptid-Konzentrationen waren hingegen hier nicht verändert. C-Peptid (ein „Überbleibsel" der körpereigenen Insulinsynthese) wird in gleicher Menge wie Insulin ausgeschüttet, jedoch nur in geringerem Umfang von der Leber aus dem Blut gefiltert. Unveränderte C-Peptidwerte deuten darauf hin, daß zwar weiterhin zuviel Insulin von den Beta-Zellen (das sind die insulinproduzierenden Zellen in der Bauchspeicheldrüse) gebildet wird, die Insulinclearence in der Leber jedoch erhöht ist. Der Mechanismus dafür ist noch unklar. „Trennkost" unter Bevorzugung komplexer Kohlenhydrate könnte demnach helfen, erhöhte Nüchterninsulinwerte zu senken. Histamin ist ein Stoff, welcher aus bestimmten körpereigenen weißen Blutkörperchen insbesondere bei allergischen Reaktionen ausgeschüttet wird. Histaminase ist das Enzym, welches diesen Wirkstoff Histamin abbaut. Der Verbrauch an Histaminase steigt bei Kombinationen von eiweiß- und kohlenhydratreicher Kost gegenüber Mahlzeiten nach den Richtlinien der Trennkost an. Dies ist ein weiterer klarer Hinweis darauf, daß Trennkostmahlzeiten bekömmlicher sind und dabei allergische bzw. Unverträglichkeitsreaktionen seltener auftreten sowie weniger stark ausgeprägt sind.

Was noch zu untersuchen wäre

Nichtsdestoweniger wäre eine aktuelle wissenschaftliche Untersuchung des Trennkostprinzips wünschenswert, um die hier zitierten älteren Ergebnisse zu stützen. Wenn man zwei vergleichbare Gruppen von Menschen hätte, von denen die eine mit Trennkost und die andere mit Vollwertkost (jedoch nicht getrennt dargeboten) ernährte, könnte man viel weitergehende Aussagen über das Trennkostprinzip machen.

Ich möchte hier ein paar Anregungen dazu geben, was die Forschung noch genauer untersuchen könnte: Die unterschiedliche Verdauungszeit von normaler Vollwertkost und von vollwertiger Trennkost sollte stets verglichen und der Stuhl analysiert werden. Das subjektive Befinden könnten die Probanden (Versuchsteilnehmer) in Skalen eintragen. Als Maß für den Säure-Basen-Haushalt wäre der Urin-pH-Wert (wenn auch nur mit Einschränkung brauchbar) und gegebenenfalls das Natriumbikarbonat zu untersuchen.

Des weiteren sollte man den Cholesteringehalt im Blut untersuchen, und zwar sowohl das Gesamtcholesterin als auch die beiden Fraktionen HDL-Cholesterin und LDL-Cholesterin. Die Trennkost, die sowohl cholesterinarm als auch ballaststoffreich ist, müßte hier nämlich sehr positiv wirken, denn ausreichend Ballaststoffe binden Cholesterin, so daß der Cholesterinspiegel im Blut sinkt. Dieses ist insofern günstig, als ein erhöhter Cholesterinwert einen Risikofaktor für die Entstehung von Herz-Kreislauf-Erkrankungen, wie Herzinfarkt oder Schlaganfall, darstellt. Der hohe Ballaststoffgehalt von Trennkostmahlzeiten sorgt auch für eine schnellere Darmpassage, was wiederum das Risiko eines Dickdarmkrebses vermindern kann.

Durch die vielen Ballaststoffe kommt es außerdem zu einem verzögerten „Anfluten“ der Nährstoffe, zum Beispiel der Glukose, im Blut. Somit ist auch die Ausschüttung der Insulinvorläufer verzögert (was gut für den Organismus ist). Die unphysiologische Insulinstimmulation (der schnelle Insulinausstoß nach dem raschem Blutzuckeranstieg) bleibt aus; als Folge kommt es auch weniger zu Heißhunger, der durch eine Unterzuckerung (Folge eines zu raschen Insulinanstiegs) ausgelöst wird.

In den Tabellen, in die die Testpersonen ihre persönliche Einschätzung der Wirkung der Ernährung eintragen sollten, wäre eine Spalte mit der Bezeichnung „Bekömmlichkeit“ sehr wichtig. Fast ausnahmslos melden mir meine Patienten, die die Trennkost probiert haben, daß trennkostgerechte Mahlzeiten bekömmlicher seien, als die bisher verzehrte Nahrung. Dieses gilt auch für Menschen, die sich mit Vollwertkost ernährt haben, aber damit nicht zurechtgekommen sind.

Des weiteren sollte die Menge der Elektrolyte Natrium und Kalium im Serum, im Vollblut und im Urin untersucht werden. Trennkostmahlzeiten sind nämlich, bedingt durch ihren hohen Gemüse-, Salat-, Obst- und Frischkostanteil sehr natriumarm und kaliumreich. Das kommt einer nichtmedikamentösen Bluthochdrucktherapie gleich. Außerdem ist nach Nieper ein zu hoher Natriumgehalt der Zellen ein möglicher Krebsauslöser.

Weitere Blutuntersuchungen sollten den Blutzucker in festgelegten Abständen nach dem Essen bestimmen. Es gibt Untersuchungen, die einen erhöhten Blutzuckerspiegel mit vorschnellen Alterungsprozessen in Verbindung bringen. Sollte sich das bewahrheiten, dürfte sich die Trennkost auch hier günstig auswirken.

Ergänzend sollten regelmäßige Blutdruckmessungen gemacht und natürlich auch das Gewicht längerfristig kontrolliert werden. Bei vielen Menschen, die zahlreiche Reduktionsdiäten mit kurzfristigem Gewichtsverlust und anschließendem Gewichtsanstieg (oft über das Gewicht vor der Diät hinaus) erlebt haben, wirkt sich die Trennkost (die ja keine Diät, sondern eine Dauerernährung ist) ausgesprochen positiv auf das Gewicht aus. Es wird reduziert und langfristig auf dem neuen Stand gehalten.

Wenn man den beiden Testgruppen die gleiche Menge an Eiweiß und Kohlenhydraten einmal getrennt und einmal nicht getrennt zuführen würde, wäre eine Untersuchung folgender Hormone sinnvoll: Insulin, Parathomon (das sich auf den Kalzium- und Phosphatstoffwechsel auswirkt), das Wachstumshormon STH, Kalzitonin und die Katecholamine, wie das bekannte Streßhormon Adrenalin. Interessant wäre des weiteren ein Vergleich der Blutgase; insbesondere sollte dabei die nach der Nahrungsaufnahme auftretende Erhöhung des Bikarbonats im Blut untersucht werden.

Anhang

Literaturverzeichnis

Aihara, Herman: Säuren & Basen, Verlag Mahajiva 1988.

Brecht, Eduard A.: Brecht Kochbuch. Für schlemmerhafte Anti-Krankheitskost. Der kompromißlose Weg zur Gesundheit. Brecht Verlag 1976.

Das, Sigrid: Ohne Inweltentgiftung keine ganzheitliche Therapie. Johannes Sonntag Verlag 1989.

Diamond, Harvey und Marilyn: Fit fürs Leben. Goldmann Verlag 1988.

Grant, Doris, Joice, Jean: Food combining for health. Thorsons publishing group 1984.

Hay, W. H.: A new health era. Pocono haven.

Hay, W. H.: What price health. Hay system publications.

Hay, W. H.: How to be always well. Manor books Inc.

Heintze, Thomas: Die Haysche Trennkost bei chronischen Nierenerkrankungen. Ärztezeitschrift für Naturheilverfahren, 31. Jahrgang, Heft 11 (11/1990), Seite 863–865.

Koerber, K. W. von, Männle, T., Leitzmann, C.: Vollwerternährung. Vollkommen neu bearbeitete und erweiterte Auflage 1993, Haug Verlag.

Lidolt, Erwina: Vollwert-Trennkost. 5. Auflage 1993, Veritas Verlag.

Rauch, Erich: Blut- und Säftereinigung. Milde Ableitungskur. 19. Auflage 1991, Haug Verlag.

Summ, Ursula: Schlank werden nach Dr. Hay, Trennkost. FALKEN 1988.

Summ, Ursula: Die aktuelle Trennkost, FALKEN 1993.

Walb, H. L.: Über die Wirkung der Trennkost, besonders bei Nierenkrankheiten. Zeitschrift „Diaita", Heft 6 (Dezember 1967)

Walb, H. L.: Über die Wirkung der Trennkost bei Diabetes. Physikasische Medizin und

Rehabilitation (Zeitschrift für allgemeine und spezielle Medizin), 10. Jahrgang, Heft 10 (Oktober 1969).
Walb, H. L.: Diät in der Herztherapie. Physikalische Medizin und Rehabilitation, 17. Jahrgang, Heft 8 (August 1976).
Walb, H. L.: Entschlackung mit Trennkost – 20jährige Erfahrung. Physikalische Medizin und Rehabilitation, 21. Jahrgang, Heft 6 (Juni 1980), Seite 303–307.
Walb, H. L.: Ernährungstherapie mit Trennkost. Physikalische Medizin und Rehabilitation, 25. Jahrgang, Heft 4 (April 1984), Seite 215–219.
Walb, H. L., Heintze, T.: Original Haysche Trennkost. 1992, Haug Verlag.
Weise, D. O.: Harmonische Ernährung. 4. Auflage 1993, Tabula Smaragdina Verlag.

Danksagung

Für die engagierte Hilfe beim Erstellen des Buches danke ich Frau Monika Fögeling besonders herzlich. Für das Korrekturlesen danke ich Frau Selma Edith Lienert, für Hinweise zur Trennkostforschung Herrn Dr. Dieter Walb, für die überaus angenehme Zusammenarbeit dem Verlag. Ein besonderer Dank gebührt Frau Ilse und Herrn Dr. med. Ludwig Walb, ohne deren Vorarbeit dieses Buch nie hätte entstehen können.

Register

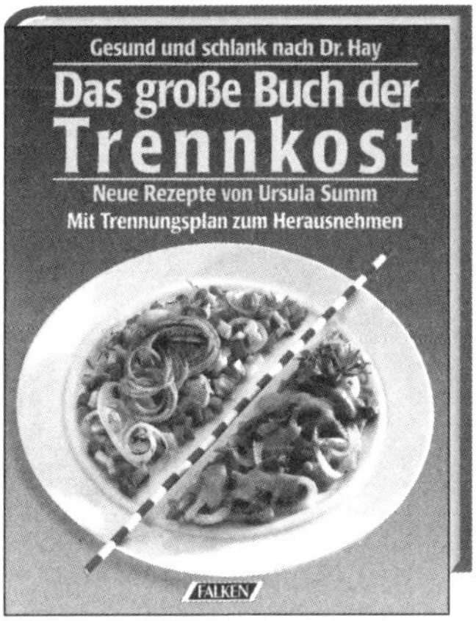

Gesund und schlank nach Dr. Hay
Das große Buch der Trennkost
Neue Rezepte von Ursula Summ
Von U. Summ –
128 S., geb., 116 Farbfotos.
ISBN: 3-8068-**4498**-4
Preis: DM 29,90; öS 220,–; sFr. 29.90

Jetzt kann man unbesorgt genießen, was auf den Tisch kommt, denn dieses Buch präsentiert jede Menge ausgewogene und gesunde Rezepte, für jeden Geschmack das richtige.

Gesund leben nach Dr. Hay
Schlank durch Trennkost
Neue Rezepte von Ursula Summ
Von U. Summ –
96 S., kart., 52 Farbfotos.
ISBN: 3-8068-**4475**-5
Preis: DM 19,90; öS 148; sFr. 19.90

Im Mittelpunkt dieses Buches steht die cholesterinarme Trennkost. Mit einer Übersicht über kohlehydrat- und eiweißreiche und mit beiden kombinierbare neutrale Lebensmittel.

Einfach gut
Das kleine 1 x 1 der Trennkost
Von S. Carlsson – 64 S., kart.,
58 Fotos, durchgehend vierfarbig.
ISBN: 3-8068-**1428**-7
Preis: DM 9,90; öS 73,–; sFr. 9.90

Alles über das abwechselungsreiche, kalorienarme und vollwertige Ernährungskonzept.

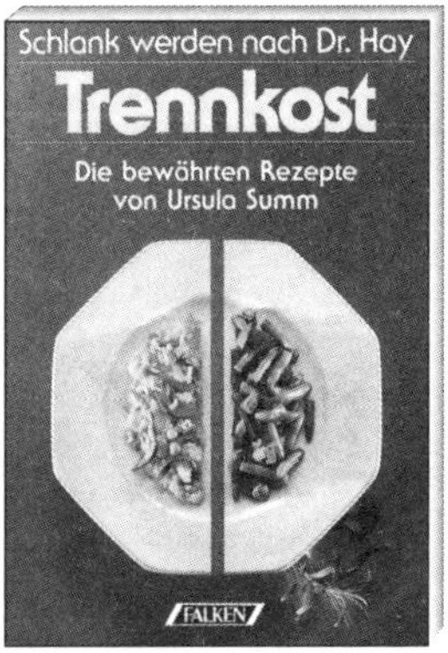

Schlankwerden nach Dr. Hay
Trennkost
Die bewährten Rezepte
von Ursula Summ
Von U. Summ –
96 S., kart., 54 Farbfotos.
ISBN: 3-8068-**4298**-1
Preis: DM 19,90; öS 148,–; sFr. 19.90

Viele schmackhafte Vollwertrezepte zeigen, daß es sich hier keineswegs um eine Schlankheitskur für Übergewichtige, sondern um eine vielseitige und reichhaltige Ernährung für die ganze Familie handelt.

Alles über die Haysche Trennkost
Wie sie funktioniert
Was sie bewirkt
Wie ich sie durchführe
Mit 60 Erfolgsrezepten
Von Th. M. Heintze –
112 S., geb., 146 Farbfotos.
ISBN: 3-8068-**4771**-1
Preis: DM 29,90; öS 220.–; sFr. 29,90

Viele essen und leben nach den Richtlinien der Trennkost. Doch über ihre Entstehungsgeschichte und über die Wirkung dieser Ernährung auf uns und unseren Körper ist den meisten wenig bekannt. Dieses Buch gibt auf alle Fragen umfassende Antworten. Über 60 Rezepte und ein ausführlicher Trennungsplan runden die Informationen ab.

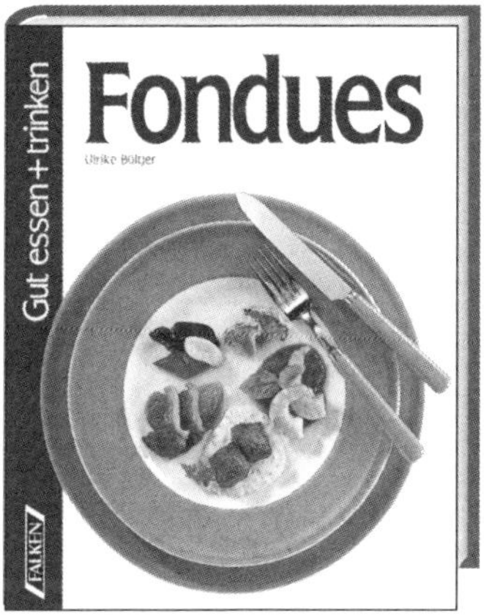

Gut essen und trinken
Fondues
Von U. Bültjer – 128 S., geb.,
133 Fotos, durchgehend vierfarbig.
ISBN: 3-8068-**4759**-2
Preis: DM 19,90; öS 148,–; sFr. 19.90

Gut essen und trinken
Aufläufe
Von A. Ilies –
128 S., geb., 140 Farbfotos.
ISBN: 3-8068-**4700**-2
Preis: DM 19,90; öS 148,–; sFr. 19.90

Gut essen und trinken
Gemüse
Von U. Bültjer –
128 S., geb., ca. 200 Farbfotos.
ISBN: 3-8068-**4795**-9
Preis: DM 19,90; öS 148,–; sFr. 19.90

Gut essen und trinken
Raclette und heißer Stein
Von R. M. Donhauser –
128 S., geb., 141 Farbfotos.
ISBN: 3-8068-**4766**-5
Preis: DM 19,90; öS 148,–; sFr. 19.90

Vegetarisch kochen
Hrsg. von C. Leitzmann – ca. 144 S.,
kart., durchgehend zweifarbig.
ISBN: 3-635-**60026**-1
Preis: ca. **DM 12,90**; öS 95,–; sFr. 12.90

Über 120 Rezepte ohne Fleisch und Fisch für Vorspeisen, Hauptspeisen und Desserts.

Vegetarisch kochen und genießen
Von C. Leitzmann, K. Dittrich, C. Kurz,
G. Kurz – 128 S., geb., 132 Farbfotos.
ISBN: 3-8068-**4715**-0
Preis: DM 36,–; öS 268,–; sFr. 36.–

Ein Buch, das zeigt, wie man sich gesund ernähren kann, ohne allzuviel Zeit investieren zu müssen. Mit leichten, gesunden Rezepten, die schnell und einfach zubereitet werden können.

Preiswert kochen
Hrsg. E. Fuhrmann – ca. 136 S., kart.
ISBN: 3-635-**60025**-3
Preis: ca. **DM 12,90**; öS 95,–; sFr. 12.90

Zum preiswerten Kochen gehören auch der günstige Einkauf und das sachgerechte Lagern und Einfrieren der Lebensmittel. Und natürlich jede Menge Rezepte mit den Köstlichkeiten der Saison.

Mikrowellen-Kochbuch
Von B. Pfeiffer – ca. 128 S., kart.
ISBN: 3-635-**60008**-3
Preis: ca. **DM 12,90**; öS 95,–; sFr. 12.90

Alles Wissenswerte über die moderne und schnelle Form des Kochens. Mit Erläuterungen zu Technik und Einsatzmöglichkeiten und natürlich vielen abwechslungsreichen Mikrowellenrezepten.

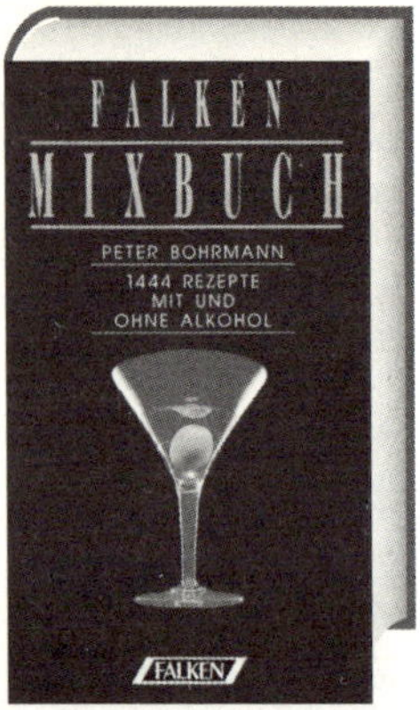

FALKEN Mixbuch
1.444 Rezepte mit und ohne Alkohol
Von P. Bohrmann –
560 S., geb., 227 Farbfotos.
ISBN: 3-8068-**4733**-9
Preis: DM 39,90; öS 295,–; sFr. 39.90

Mixen wie ein Profi – mit Hilfe dieses FALKEN Ratgebers ist das kein Problem! 1.444 Rezepte warten darauf, nachgemixt zu werden. Eine ausführliche Warenkunde für alle Zutaten sowie viele Tips und Tricks zur Zubereitung und zum Dekorieren garantieren optimales Gelingen und vollendeten Genuß.

Mixen ohne Alkohol
Von S. Späth –
64 S., geb., 44 Farbfotos.
ISBN: 3-8068-**0935**-6
Preis: DM 14,90; öS 110,–; sFr. 14.90

Nichtalkoholische Mixgetränke finden immer mehr Liebhaber. Ein Buch für Gourmets, die auch beim Cocktail das Besondere lieben.

Cocktails und Drinks
Von S. Kieslich –
64 S., kart., 70 Farbfotos.
ISBN: 3-8068-**1292**-6
Preis: DM 9,90; öS 73,–; sFr. 9.90

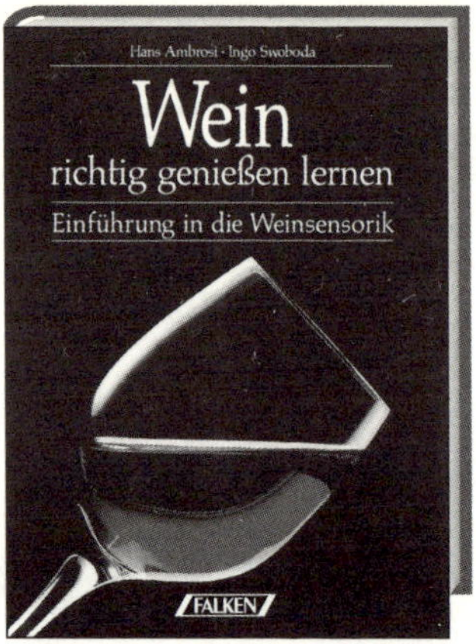

Wein richtig genießen lernen
Einführung in die Weinsensorik
Von H. Ambrosi, I. Swoboda –
128 S., geb., durchgehend vierfarbig.
ISBN: 3-8068-**4809**-2
Preis: DM 24,90; öS 185,–; sFr. 24.90

Dieser Ratgeber vermittelt eine weinkulturelle Bildung, die weit entfernt ist von Fachbelehrungen und trockener Wissenschaft. Vielmehr bietet er einen leichten Zugang zur facettenreichen Welt des Weines.

Weine und Säfte, Liköre und Sekt
selbstgemacht
Von P. Arauner –
232 S., kart., 76 Abbildungen.
ISBN: 3-8068-**0702**-7
Preis: DM 24,90; öS 185,–; sFr. 24.90

Alles Wissenswerte – vom nötigen Arbeitsgerät über die entsprechenden Zusätze bis zum fertigen Produkt. Rezepte und Ratschläge für erlesene Tropfen.

Was Weinfreunde wissen wollen
Von K. Röder, H.-G. Dörr – 224 S., kart.
ISBN: 3-8068-**1224**-1
Preis: DM 16,90; öS 125,–; sFr. 16.90

Über 130 der häufigsten Fragen zum Thema Wein werden in diesem Buch beantwortet. So erhält der Weinfreund grundlegende Informationen über Weinbau, Weinqualität, Weinprobe, Lagerung und Haltbarkeit.

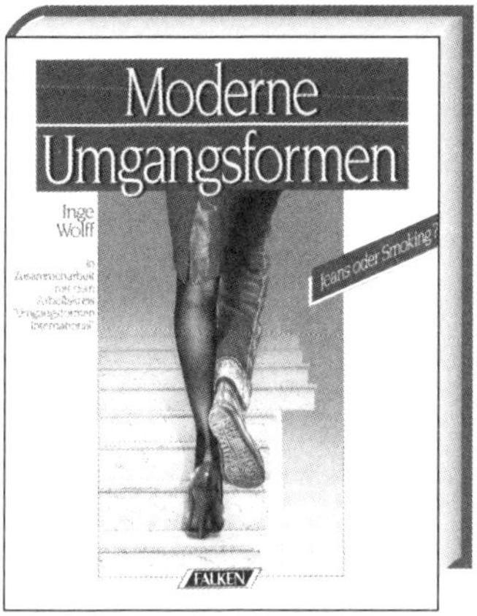

Moderne Umgangsformen
Von I. Wolff – 256 S., geb.,
zahlr. Zeichng., durchg. vierfarbig.
ISBN: 3-8068-**4814**-9
Preis: DM 25,–; öS 185,–; sFr. 25.–

„Die Wolff" gilt zu Recht als unangefochtene Kapazität auf dem Gebiet des „guten Tons".

Abc der modernen Umgangsformen
Von I. Wolff –
222 S., geb., zahlreiche Abbildungen.
ISBN: 3-8068-**4754**-1
Preis: DM 29,90; öS 220,–; sFr. 29.90

Dieses Buch gibt in rund 400 Stichwortartikeln zeitgemäße Empfehlungen für sicheres und taktvolles Auftreten.

Umgangsformen im Berufsleben
Von R. Bartels – 80 S., kart.,
ISBN: 3-8068-**0063**-4
Preis: DM 9,90; öS 73,–; sFr. 9.90

Dieser moderne Knigge nimmt Abschied von alten Zöpfen und gibt Auskunft über moderne Umgangsformen: Wie verhält man sich gegenüber Kunden und Kollegen? Wie kleidet man sich im Berufsleben? Wie sieht heutzutage ein korrekter Geschäftsbrief aus?

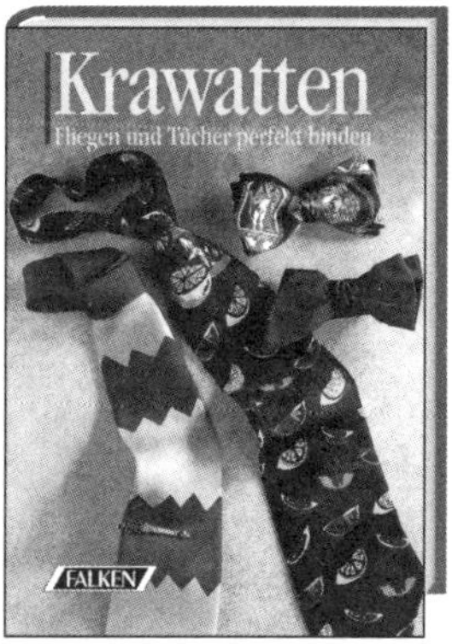

Krawatten
Fliegen und Tücher perfekt binden
Von M. Adam – 48 S., geb., durchg. vierfbg., zahlr. Farbf. und Zeichng.
ISBN: 3-8068-**1519**-4
Preis: DM 14,90; öS 110,–; sFr. 15.90

In diesem attraktiv illustrierten Buch werden einfache, klassische und ausgefallene Knoten für individuelle Krawatten, Fliegen und Schals gezeigt.

Der gute Ton im Privatleben
Von R. Bartels – ca. 104 S.,
kart., erscheint April 1996.
ISBN: 3-635-**60097**-0
Preis: ca. **DM 9,90**; öS 73,–; sFr. 9.90

Ein Ratgeber zur schnellen Orientierung: Mit Tabellen und Registern zu allen international anerkannten Umgangsformen.

Benehmen bei Tisch
Von I. Cording –
80 S., kart., 90 Farbfotos.
ISBN: 3-8068-**0988**-7
Preis: DM 16,80; öS 125,–; sFr. 16.90
Alle wichtigen Anlässe, bei denen Tischmanieren eine Rolle spielen, werden in Wort und Bild vorgestellt.

Die Kunst der freien Rede
Von G. Hirsch – 232 S., geb., 11 Fotos.
ISBN: 3-8068-**4189**-6
Preis: DM 29,90; öS 220,–; sFr. 29.90

Ein praxiserprobter Intensivkurs über Gestik, Mimik und sprachliche Gestaltung der freien Rede.

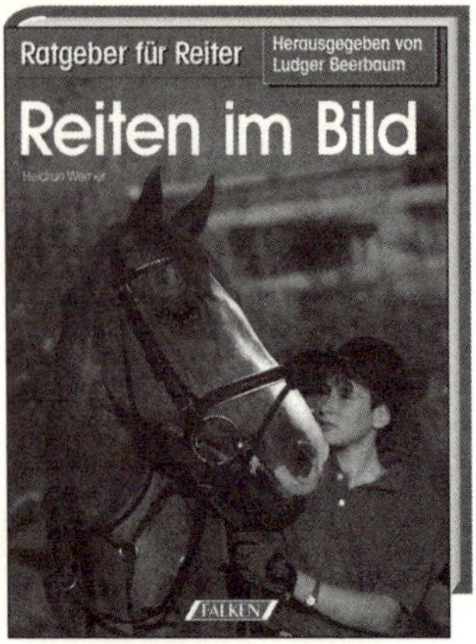

Ratgeber für Reiter
Reiten im Bild
Von H. Werner – 128 S., geb., 142 Farbfotos, 104 Farbzeichnungen.
ISBN: 3-8068-**4847**-5
Preis: DM 29,90; öS 220,–; sFr. 29.90

Umfassend: die Grundausbildung des Reiters in Springen, Dressur und Geländeritt. Anschaulich: Über 240 Abbildungen zeigen, wie es gemacht wird.

Weitere Titel:
4792-4 Reiten im Geände
4797-5 Ich will reiten lernen
1556-9 Fit im Sattel
4716-9 Reiten auf Gangpferden
2322-7 Reiten

Golf
Neue Wege zum erfolgreichen Spiel
Von O. Heuler – 144 S., geb., 246 Farbabbildungen.
ISBN: 3-8068-**4509**-3
Preis: DM 59,90; öS 440,–; sFr. 59.90

Dem Anfänger werden Elementarkenntnisse zu Technik und Taktik des Golfspiels vermittelt, der Fortgeschrittene erhält Ratschläge zur Weiterentwicklung und Festigung seines Spiels. Fotoserien vom Golfplatz helfen beim Erlernen der richtigen Spieltechnik.

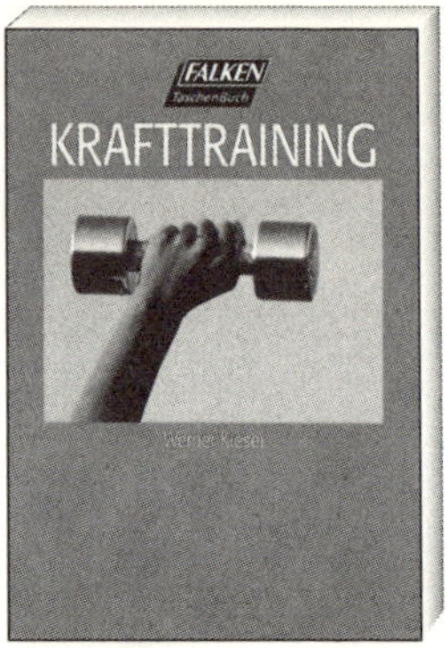

Krafttraining
Von W. Kieser – 104 S. kart., mit Illustrationen
ISBN: 3-635-**60011**-3
Preis: DM 12,90; öS 95,–; sFr. 12.90

Die praxisnahen Trainingspläne ermöglichen ein problemloses Anpassen der einzelnen Übungen an individuelle Bedürfnisse.

Gesund und fit durch Gymnastik
Hrsg. U. Birkner – 88 S., kart.
ISBN: 3-8068-**1547**-X
Preis: DM 12,90; öS 95,–; sFr. 12.90

Das Buch enthält Gymnastikprogramme für Frauen, die fit, gesund und aktiv sein möchten. Sie finden über 100 präzise erläuterte und durch Fotos veranschaulichte Übungen, die nach Körperzonen geordnet sind.

Streetball
Technik, Taktik, Spiel
Von J. Benzler, T. Paganetti – 80 S., kart., 44 Fotos, 39 Farbzeichnungen, durchgehend vierfarbig.
ISBN: 3-8068-**1465**-1
Preis: DM 19,90; öS 148,–; sFr. 19.90

Streetball ist in! Die vereinfachte Variante des Basketballspiels erfreut sich unter Jugendlichen größter Beliebtheit. Kampagnen der Sportartikelindustrie und öffentlich ausgetragene Wettkämpfe sorgen für Aufsehen.

Do it yourself/Technik

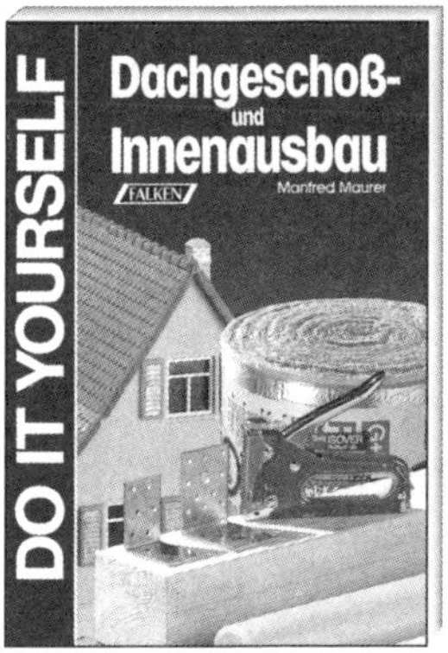

DO IT YOURSELF
Dachgeschoß- und Innenausbau
Von M. Maurer – 96 S., kart.,
314 Farbfotos, 35 Zeichnungen.
ISBN: 3-8068-**1243**-8
Preis: DM 19,90; öS 148,–; sFr. 19.90

Platzmangel abbauen, indem man ungenutze Räume ausbaut – vom Keller bis zum Dach. Mit detaillierten Anleitungen zu Isolierung, Dämmung, Schallschutz und Belüftung.

DO IT YOURSELF
Sanitärinstallationen
Von W. Kawlath – 96 S., kart.,
214 Farbabbildungen.
ISBN: 3-8068-**1118**-0
Preis: DM 19,90; öS 148,–; sFr. 19.90

Dieses Buch vermittelt sowohl dem geübten Heimwerker wie auch dem Einsteiger Fachkenntnisse und Techniken für Reparaturen und Neuinstallationen im gesamten Sanitärbereich.

DO IT YOURSELF
Möbel für Kinderzimmer und Wohnbereich
Von H.-W. Bastian –
80 S., kart., 135 Farbfotos
ISBN: 3-8068-**1456**-2
Preis: DM 19,90; öS 148,–; sFr. 19.90

Geschirrtuchhalter, Spiegel, Kindersitzmöbel, Wickelkommoden und Wandschränke – all das läßt sich mit etwas handwerklichem Geschick problemlos selbst herstellen.

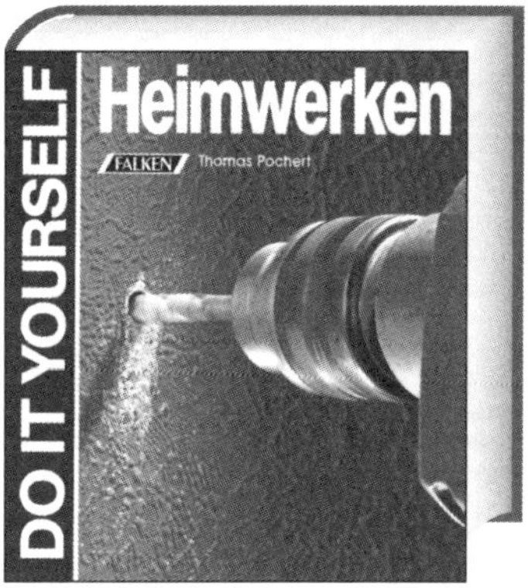

DO IT YOURSELF
Heimwerken
Von Th. Pochert –
456 S., geb., über 1.100 Farbfotos.
ISBN: 3-8068-**4818**-1
Preis: DM 25,–; öS 185,–; sFr. 25.–

Fachwissen leicht verständlich aufbereitet – ein praktisches Heimwerkerhandbuch für Haus und Garten.

DO IT YOURSELF
Betonieren – Mauern – Fliesen
Von K. H. Schubert – 104 S., kart.,
ca. 150 Farbzeichng., zahlr. Tabellen.
ISBN: 3-8068-**1159**-8
Preis: DM 19,90: öS 148,–; sFr. 19.90

Eine wichtige Hilfe bei kostensparender Eigenleistung im Neubau oder bei Renovierungen: Ob Fundamentschalung, Grund- und Feinputz oder Verfugung – die Anleitungen lassen keine Fragen offen.

So macht man bessere Fotos
Von G. Koshofer – 144 S., kart.,
258 Farbfotos, 27 s/w-Fotos.
ISBN: 3-8068-**1158**-X
Preis: DM 19,90; öS 148,–; sFr. 19.90

Im Mittelpunkt stehen grundlegendes technisches Wissen und die Beherrschung wichtiger Gestaltungsregeln. Mit Informationen zur Anschaffung von Kamera und Zubehör.

FALKEN

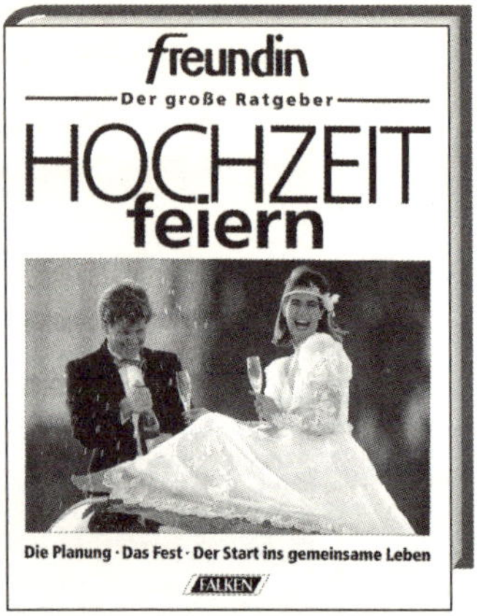

freundin – Der große Ratgeber
Hochzeit feiern
Die Planung – Das Fest – Der Start ins gemeinsame Leben
Von C. von Hörner-Nitsch, I. Weber, K. Riebartsch, C. von Bernuth – 128 S., geb., 184 Farbfotos.
ISBN: 3-8068-**4702**-9
Preis: DM 39,90; öS 295,–; sFr. 39.90

Ob Sie ein rauschendes Fest feiern oder diesen Tag zu zweit genießen möchten, hier finden Sie klassische und ausgefallene Vorschläge für die Festgestaltung. Organisationspläne, Checklisten und Kostenvoranschläge helfen bei den Vorbereitungen. Sie erhalten detaillierte Auskunft über Formalitäten, Bürokratisches und Juristisches und erfahren Wissenswertes für das Eheleben.

Spiele für Hochzeitsfeiern
Von der grünen bis zur goldenen Hochzeit
Von E. und H. Bücken – 120 S., kart., zahlr. Zeichng., durchg. vierfarbig.
ISBN: 3-8068-**1530**-5
Preis: DM 19,90; öS 148,–; sFr. 19,90

Hochzeiten feiern kann man vielfach in einem Eheleben – von der „eigentlichen" Hochzeit bis weit über die goldene hinaus. Das Buch hilft dabei, diese Feste zu unvergeßlichen Feiern werden zu lassen.

Die Silberhochzeit
Von K. F. Merkle – 120 S., kart.
ISBN: 3-635-**60010**-5
Preis: DM 12,90; öS 95,–; sFr. 12.90

Tips zur Festvorbereitung und zahlreiche Vorschläge zur ganz persönlichen Gestaltung dieses Festtages lassen die Silberhochzeit zu einem außergewöhnlichen Ereignis werden.

Herzliche Glückwünsche!
Die schönsten Gedichte und Texte für viele Gelegenheiten
Hrsg. B. H. Bull – 256 S., geb., 50 Zeichnungen.
ISBN: 3-8068-**0942**-9
Preis: DM 19,90; öS 148,–; sFr. 19.90

Für dieses Buch wurden mit viel Geschmack die schönsten Gedichte und Prosatexte von Goethe und Schiller bis hin zu Ringelnatz und James Krüss zusammengestellt. Freude beim Vortragen und Zuhören auf Familienfeiern und festlichen Anlässe ist garantiert.

Großes Buch der Glückwünsche
Von O. Fuhrmann – 176 S., kart., 77 Zeichnungen.
ISBN: 3-8068-**0255**-6
Preis: DM 14,90; öS 110,–; sFr. 14.90

Dieser unentbehrliche Ratgeber enthält eine Fülle von Anregungen für persönliche und förmliche Glückwunschschreiben für alle Gelegenheiten. Mit vielen Vorschlägen zur Gestaltung.

Reden zur Hochzeit
Von G. Georg – 112 S., kart.
ISBN: 3-8068-**0654**-3
Preis: DM 9,90; öS 73,–; sFr. 9.90

Die Ansprachen in diesem Buch können entweder unverändert übernommen oder individuell ergänzt und geändert werden. Wer immer aus der Familie oder dem Freundeskreis eine Rede halten will, findet hier viele Ratschläge zur Vorbereitung der Ansprache und zur Vortragsweise.

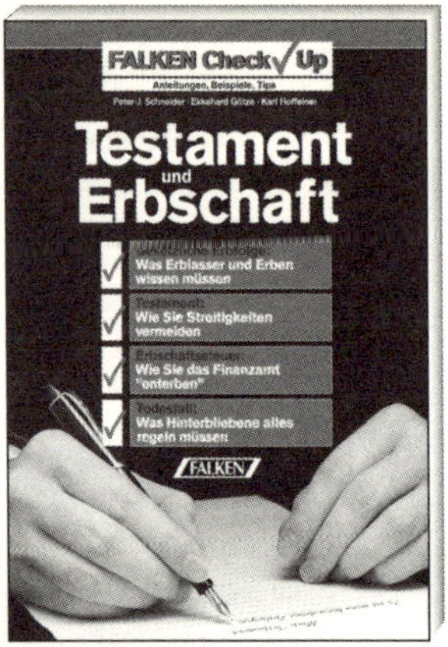

FALKEN CheckUp
Testament und Erbschaft
Von P. J. Schneider, E. Götze, K. Hoffelner – 72 S., kart., durchgehend vierfarbig.
ISBN: 3-8068-**1525**-9
Preis: DM 19,90; öS 148,–; sFr. 19.90

Praxisnahe Checklisten und Leitsysteme informieren kompakt und ausführlich über richtige Testamentsformulierung, gesetzliche Erbfolge und Erbschaftssteuer.

Weitere Titel aus dieser Reihe:
1524-0 Recht für Mieter
1526-7 Kaufverträge
1565-8 Recht für Urlauber
1566-6 Stellensuche und Bewerbung
1527-5 Vorstellungsgespräche

Erziehungsgeld, Mutterschutz, Erziehungsurlaub
Von J. Grönert – 192 S., kart.
ISBN: 3-635-**60014**-8
Preis: ca. **DM 19,90**; öS 148,–; sFr.19.90

Dieses Buch bietet umfangreiche Hilfen bei der Beantragung von Erziehungsgeld und -urlaub und informiert über den aktuellen Stand des Bundeserziehungsgesetzes sowie des Mutterschutzgesetzes.

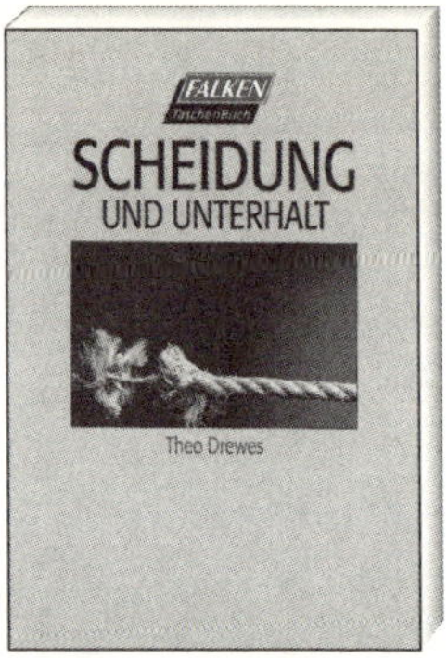

Scheidung und Unterhalt
Von Th. Drewes – ca. 224 S., kart.
ISBN: 3-635-**60015**-6
Preis: ca. **DM 19,90**; öS 148,–; sFr. 19.90

Mit Informationen zu Güterrecht, Versorgungsausgleich und Sorgerecht sowie der aktuellen Unterhaltstabelle.

Pflegeversicherung
Von K. Möcks, A. Schmitt – 160 S., kart.
ISBN: 3-635-**60016**-4
Preis: ca. **DM 16,90**; öS 125,–; sFr. 16.90

Der Informationsbedarf über diese neue Pflichtversicherung ist groß. Das Buch macht anhand von Beispielen und praktischen Tips mit ihren Besonderheiten vertraut.

FALKEN Rechtsberater
Hrsg. S. von Hasseln – 720 S., geb.
ISBN: 3-8068-**4822**-X
Preis: DM 49,90; öS 370,–; sFr. 49.–

In allen Rechtsfragen des Alltags dient dieses Handbuch als gründliche Orientierungshilfe: aktuell, zuverlässig und allgemeinverständlich. Ein unverzichtbares Nachschlagewerk, ein umfassender Ratgeber für Mieter, Eheleute, Eltern, Erben, Patienten, Arbeitnehmer, Steuerzahler, Autofahrer.

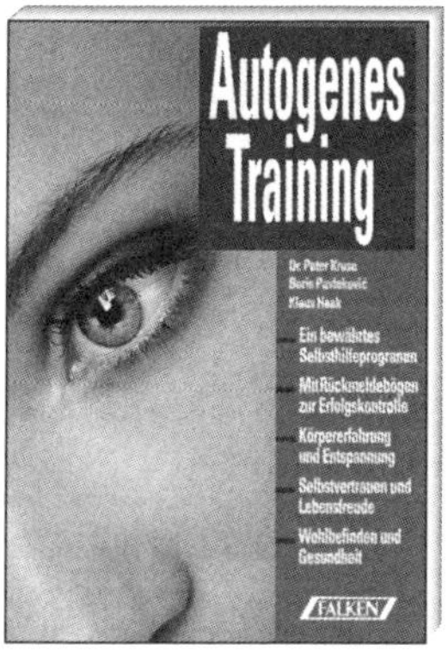

Autogenes Training
Von P. Kruse, B. Pavlekovic, K. Haak – 118 S., kart., durchgehend zweifarbig.
ISBN: 3-8068-**1278**-0
Preis: DM 24,90; öS 185,–; sFr. 24.90

In diesem Buch wird der Wechselwirkung zwischen Körper und Seele ebenso breiter Raum gewidmet wie den Basisübungen des autogenen Trainings. Dieses Grundwissen wird anhand verschiedener Alltagssituationen in die Praxis umgesetzt.

FALKEN VIDEO
TELE-Rückenschule
VHS, ca. 60 Minuten, in Farbe, mit Begleitbroschüre
ISBN: 3-8068-**6108**-0
Preis: DM 49,95; öS 399,–; sFr. 49.90 (unverbindliche Preisempfehlung)

Dieser Videokurs gibt zahlreiche Vorsorgetips und zeigt mit speziellen Übungsformen das Training der vernachlässigten Rückenmuskulatur. So wird die Haltung sichtbar verbessert, und mit dem Schutz vor neuen Rückenschmerzen geht eine Steigerung des Selbstbewußtseins einher.

Blütentherapie nach Dr. Bach
Von I. Wenzel – 104 S., kart., durchgehend zweifarbig.
ISBN: 3-635-**60019**-9
Preis: ca. **DM 12,90**; öS 95,–; sFr. 12.90

Das Buch informiert über die erstaunlichen Wirkungsweisen verschiedener Blüten und zeigt die vielfältigen Einsatzmöglichkeiten bei der Behandlung.

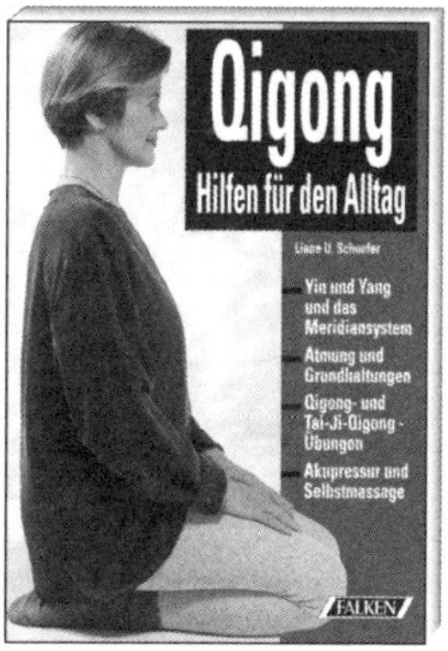

Qigong. Hilfen für den Alltag
Von L. U. Schoefer – 96 S., kart., durchgehend vierfarbig, 140 Fotos, 15 Zeichnungen.
ISBN: 3-8068-**1316**-7
Preis: DM 19,90; öS 148,–; sFr. 19.90

Qigong ist eine chinesische Bewegungs- und Atemtherapie, die es leicht macht, in der Hektik unserer Zeit zu mehr Ruhe, Gelassenheit und Gesundheit zu finden.

Aromatherapie
Gesundheit und Entspannung durch ätherische Öle
Von K. Schutt – 96 S., kart., 40 zweifarbige Abbildungen.
ISBN: 3-8068-**1131**-8
Preis: DM 14,90; öS 110,–; sFr. 14.90

Alles über bewährte Heilkräuter und Essenzen sowie ihre Wirkung auf Körper und Psyche. Anleitungen zum Sammeln, Anbauen und Lagern der Pflanzen. Die Rezepturen ermöglichen es, Duftöle selbst herzustellen. Mit vielen Tips zum Kochen mit natürlichen Aromen.

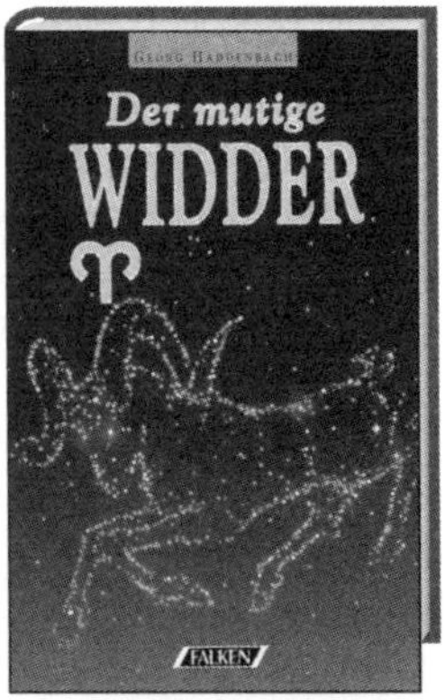

Der mutige Widder
Von G. Haddenbach – 84 S., geb., 36 Farbfotos, durchgehend vierfarbig.
ISBN: 3-8068-**1531**-3
Preis: DM 14,90; öS 110,–; sFr. 14.90

Weitere Titel aus dieser Reihe:
1532-1 Der hilfsbereite Stier
1533-X Die beschwingten Zwillinge
1534-8 Der gefühlvolle Krebs
1535-6 Der großzügige Löwe
1536-4 Die vernünftige Jungfrau
1537-2 Die harmonische Waage
1538-0 Der gesellige Skorpion
1539-9 Der optimistische Schütze
1540-2 Der strebsame Steinbock
1541-0 Der phantasievolle Wassermann
1542-9 Die liebenswerten Fische

Die 12 Sternzeichen
Von G. Haddenbach – ca. 144 S., kart., erscheint November 1995.
ISBN: 3-635-**60032**-6
Preis: ca. **DM 12,90**; öS 95,–; sFr. 12.90
Das kompakte Fachbuch mit vielen Übersichten zum schnellen Nachschlagen.

Alles übers Horoskop
Von B. A. Mertz – 176 S., kart., 25 Zeichnungen.
ISBN: 3-8068-**0655**-1
Preis: DM 9,90; öS 73,–; sFr. 9.90
Das Buch zeigt, wie der Astrologe die Sterne deutet und seine Horoskope erstellt.

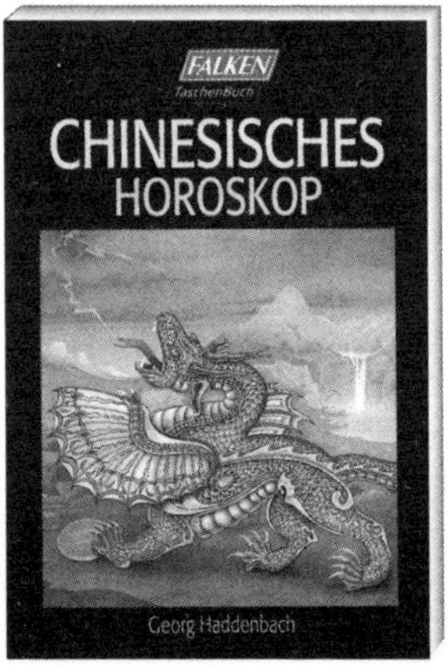

Chinesisches Horoskop
Von G. Haddenbach – 88 S., kart.
ISBN: 3-635-**60006**-7
Preis: ca. **DM 9,90**; öS 73,–; sFr. 9.90
Das Buch präsentiert alles Wissenswerte rund um die fernöstlichen Sternzeichen und ermöglicht mit einem immerwährenden chinesischen Horoskop einen Blick in die Zukunft.

Wahrsagen mit Karten
Von R. Koch – 80 S. kart.
ISBN: 3-635-**60004**-0
Preis: DM 9,90; öS 77,–; sFr. 9.90
Alles über die Bedeutung der Karten und die Auswirkung der Begleitkarten. Anhand zahlreicher Auslagenbeispiele wird erklärt, wie man Schicksal und Zukunft voraussagt.

Tarot
Von B. A. Mertz – 112 S., kart., 28 Zeichnungen.
ISBN: 3-8068-**1227**-6
Preis: DM 9,90; öS 73,–; sFr. 9.90
Faszination Tarot: Richtig gedeutet, eröffnen die 22 Karten Einblicke in oftmals verborgene Begabungen und helfen, sich selbst besser zu verstehen.